DE

L'HÉMATOCÈLE INTRA-PÉRITONÉALE

SPONTANÉE

CHEZ LA FEMME

PAR

Francisque SURER

Docteur en médecine de la Faculté de Paris
Ancien externe des hôpitaux

PARIS

G. STEINHEIL, ÉDITEUR

2, RUE CASIMIR-DELAVIGNE, 2

1890

DE

L'HÉMATOCÈLE INTRA-PÉRITONÉALE

SPONTANÉE

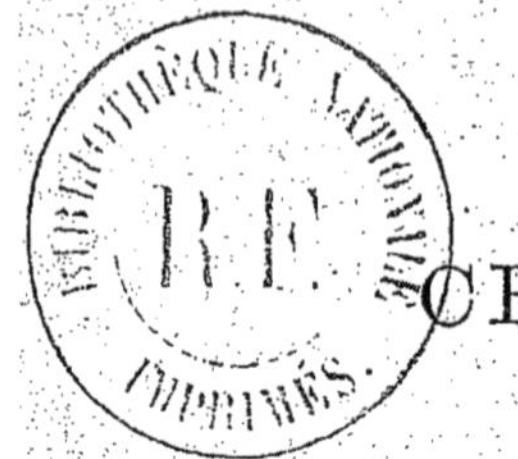

CHEZ LA FEMME

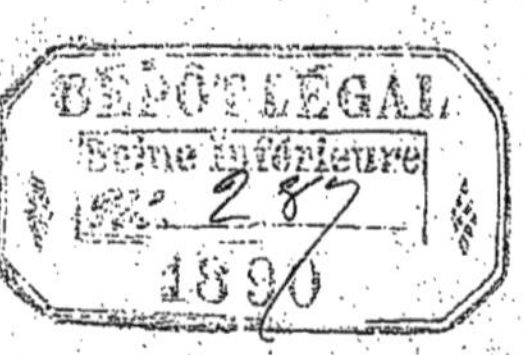

PAR

Francisque SURER

Docteur en médecine de la Faculté de Paris
Ancien externe des hôpitaux

PARIS

G. STEINHEIL, ÉDITEUR

2, RUE CASIMIR-DELAVIGNE, 2

1890

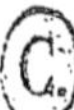

A LA MÉMOIRE DE MON PÈRE

ET

A MA MÈRE

Témoignage de reconnaissance et de piété filiales.

A MON PRÉSIDENT DE THÈSE

M. LE DOCTEUR GERMAIN SÉE

Professeur de clinique médicale à la Faculté de médecine de Paris
Membre de l'Académie de médecine
Commandeur de la Légion d'honneur

DE

L'HÉMATOCÈLE INTRA-PÉRITONÉALE SPONTANÉE

CHEZ LA FEMME

AVANT-PROPOS

On a beaucoup écrit sur l'hématocèle péri-utérine ; ce travail n'est cependant pas, du moins à ce qu'il nous semble, une réédition. Guidé par notre ancien interne est excellent ami, le Dr Sébileau, nous avons pu, sur la foi de deux observations qu'il nous a données, nous convaincre qu'il existait des hématocèles dont l'évolution différait beaucoup de celle que décrivent les livres classiques et les mémoires originaux. Nous l'avons dit, et nous avons montré comment ces types cliniques se comportaient, ce qui nous a naturellement conduit à rechercher de quelle interprétation anatomique et physiologique ils pouvaient être justiciables. Toute notre thèse est là.

Nous pensons, en résumé, que chaque fois qu'il se produit dans un péritoine sain, non enflammé, une hématocèle rétro-utérine, l'avenir de l'épanchement dépend exclusivement de la contamination qu'il subit ou non par les *cultures naturelles* du vagin, de l'utérus et de la trompe. Et, comme en matière de pronostic, nous subordonnons tout à cette infection, nous avons fait un chapitre de traitement conforme aux idées de notre jeune maître et aux nôtres.

A cette partie théorique de notre travail, sont jointes deux observations cliniques inédites, sur lesquelles il est presque exclusivement basé. Nous en avons puisé quelques autres dans différentes thèses, pour servir à notre discussion sur la pathogénie de l'hématocèle péri-utérine.

Nous ne refaisons donc pas ici l'histoire complète de cette affection ; aussi n'avons-nous pris aux descriptions classiques que juste ce qu'il fallait pour rendre la nôtre plus facile à comprendre.

Arrivé au terme de nos études médicales, nous tenons, avant d'entrer dans notre sujet, à remercier les maîtres qui ont formé notre esprit, et dont nous avons recueilli les savantes leçons : M. Tillaux, M. Mesnet, M. le professeur Jaccoud, M. Le Dentu, M. Balzer, M. Maygrier.

Notre ami le Dr Sébileau, prosecteur des hôpitaux, a gracieusement mis à notre disposition les deux observations inédites qui font l'objet principal de notre thèse, et, par les conseils qu'il nous a prodigués, a singulièrement facilité notre tâche. Nous l'en remercions du fond du cœur. Nous n'oublierons jamais l'affectueux intérêt qu'il nous a témoigné pendant tout le cours de nos études.

Que notre éminent maître, le professeur Germain Sée,

dont nous avons été l'externe deux années consécutives, pendant lesquelles nous avons acquis le meilleur de notre instruction médicale, et qui nous a donné une preuve nouvelle de sa bienveillante protection, en nous faisant le grand honneur d'accepter la présidence de notre thèse, veuille bien agréer ici l'expression de notre profonde reconnaissance.

PATHOGÉNIE

HISTORIQUE — EXPOSÉ DES THÉORIES

La plupart des auteurs s'accordent à faire remonter l'histoire scientifique de l'hématocèle utérine à l'époque où Ruysch (1671) observa à l'autopsie d'une femme et signala pour la première fois l'existence d'un épanchement sanguin rétro-utérin. Sans nous arrêter à cette observation, surtout intéressante, parce qu'elle est la première en date, constatons seulement que Ruysch attribua la formation de cette tumeur hématique au passage ou au reflux du sang menstruel dans le péritoine. Nous n'insisterons pas davantage sur les quelques faits analogues mentionnés successivement et à de rares intervalles par J. P. Franck, par Andral (1818), par Laugier dans son article « Des tumeurs du bassin » dans le Dictionnaire en 30 volumes, par Récamier (1831) dans la Lancette française, et par son élève H. Bourdon dans son mémoire sur les tumeurs fluctuantes du petit bassin (1841). Dans ces observations, il n'est pas encore question de l'origine et du mode de formation de ces épanchements que les auteurs se contentent de signaler, à titre de faits nouveaux, ou pour lesquels ils se préoccupent seulement des moyens thérapeutiques à leur opposer.

Il faut arriver au mémoire de M. Bernutz sur les accidents produits par la rétention du flux menstruel, et paru en 1848 dans les Archives générales de médecine, pour trouver la première opinion nettement formulée sur la pathogénie de l'hématocèle utérine. Dans ce mémoire, l'auteur rapporte une observation très complète ; il la compare et l'assimile à celle que publia Ruysch, et conclut que ces tumeurs hématiques reconnaissent pour unique cause le reflux du sang menstruel de l'utérus dans la cavité péritonéale par suite soit d'un obstacle mécanique, congénital ou acquis, soit d'une contraction spasmodique du col.

En 1850, paraît la thèse de Viguès, inspirée par Nélaton, dans laquelle l'auteur tend à démontrer que la plus grande part dans la formation de l'hématocèle, doit être attribuée à l'ovaire dont le sang, au moment de la rupture de la vésicule de de Graaf, s'épancherait directement dans le péritoine. C'est la même opinion que, l'année suivante, Nélaton soutint et développa lui-même dans une série de leçons cliniques sur l'hématocèle. Il suffit, pense-t-il, que le phénomène de la ponte spontanée s'accompagne d'une congestion et d'une hémorrhagie de l'ovaire, dépassant les limites physiologiques, normales, pour que le sang tombe et s'accumule dans le cul-de-sac du péritoine, s'y enkyste et donne ainsi naissance à l'hématocèle rétro-utérine.

En 1855, Laugier présenta à l'Académie des sciences un mémoire dans lequel, reprenant la théorie de Nélaton, il la modifia en imputant exclusivement à l'ovaire malade ce que son collègue attribuait à l'ovaire sain. Pour

Laugier, l'épanchement sanguin intra-péritonéal ne peut se produire que si l'ovaire, point de départ de l'hémorrhagie, est déjà altéré, en état d'apoplexie.

A la même époque, Gallard, soumettant à une analyse rigoureuse, les théories émises jusque-là sur la pathogénie de l'hématocèle péri-utérine, conclut aussi, en se basant sur plusieurs observations, que l'ovaire préalablement congestionné peut, au moment de la ponte ovulaire, donner naissance à un épanchement de sang dans le péritoine. Il ne fait que poser, sans la résoudre, la question de l'influence exercée à ce point de vue par la fécondation de l'ovule détaché. Nous verrons plus loin comment cet auteur, dans ses communications ultérieures, à précisé les termes du problème et à quelle solution il s'est arrêté.

Trois années se passent pendant lesquelles aucune théorie nouvelle ne se fait jour. Puis, paraît en 1858 la thèse de Devalz, dans laquelle l'auteur développe les idées de son maître, M. le professeur Richet, en cherchant à démontrer que la source la plus commune de l'épanchement sanguin intra-péritonéal réside dans la rupture des veines variqueuses du plexus utéro-ovarien. La première observation de ce genre publiée par Ollivier (d'Angers), la description anatomique de M. Richet sur les vaisseaux de ce plexus, les recherches complémentaires que Devalz fit lui même à l'amphithéâtre sur ce sujet, les résultats fournis par quelques autopsies, sont les éléments principaux qui servirent de base à cette nouvelle théorie.

En même temps Puech publiait un premier mémoire

sur l'hématocèle péri-utérine. Moins exclusif que ses prédécesseurs, il admit que le mécanisme de la formation de l'hématocéle n'était pas constamment le même : l'épanchement provenait, tantôt de l'ovaire, tantôt du plexus utéro-ovarien ; mais reprenant l'opinion déjà émise par Tilt dans un travail paru en 1853 en Angleterre, il accordait aux hémorrhagies de la trompe un rôle prépondérant dans la production de l'hématocèle. Puech, dans un second mémoire publié peu de temps après, arrive aux mêmes conclusions ; toutefois, il regarde la rupture du plexus utéro-ovarien comme la cause la plus fréquente de l'hématocèle.

La même année (1858), paraît la thèse de A. Voisin. Il y analyse d'une façon très complète tout ce qui avait été publié jusqu'à cette époque sur la question. Il considère, comme certaines, les différentes origines admises par presque tous ses devanciers, mais rejette le mécanisme du reflux menstruel invoqué par M. Bernutz. C'est dans cette thèse aussi qu'il est question pour la première fois de « l'exhalation sanguine aiguë du péritoine » comme cause possible de l'hématocèle. Cette hypothèse n'est d'ailleurs basée que sur 3 observations de A. Tardieu, observations incomplètes et fort sujettes à discussion.

En 1858 encore, Gallard lut à la Société médicale des hôpitaux un mémoire dans lequel il tend à assimiler l'hématocèle spontanée à une ponte extra-utérine. C'est la même opinion que plus tard il développa de nouveau dans ses leçons cliniques sur les maladies des femmes (1873), etc., dans lesquelles il chercha à démontrer que les hématocèles, liées à une déviation de la ponte ovulaire, n'étaient que des grossesses extra-utérines ; l'épanchement sanguin se produirait d'ailleurs soit au moment de la déhiscence de l'ovisac, soit plus tard, à la suite de la rupture du kyste fœtal, ou des néomembranes formées autour de lui.

De même que Gallard complétait et précisait ainsi dans son travail de 1858 les idées qu'il avait émises déjà en 1855, de même M. Bernutz dans sa « clinique médicale » publiée en 1860, en collaboration avec Goupil, après avoir passé en revue et discuté les différentes opinions relatives à l'origine de l'hématocèle, revenait, pour y insister davantage, sur la théorie du reflux menstruel qu'il avait formulée le premier, et qu'il développa plus tard encore dans son article du Nouveau dictionnaire de médecine et de chirurgie pratiques.

A la publication de ces nombreux travaux presque tous d'origine française, succède une période pendant laquelle ne paraît aucune œuvre originale sur la question.

Il faut arriver jusqu'en 1862 pour la voir reprise en Allemagne et envisagée sous un nouveau jour. Ferber, en effet, publia à cette époque un mémoire dans lequel le premier il tenta de démontrer, en s'appuyant sur une observation clinique et sur un certain nombre d'autopsies, que l'hématocèle utérine est produite par l'enkystement du sang épanché à la suite de la rupture de fausses membranes de pelvi-péritonite. Mais c'est surtout Virchow qui contribua à mettre en relief et à vulgariser cette nouvelle théorie qui d'ailleurs porte son nom. Dans sa Pathologie des tumeurs » (1867), assimilant l'hématocèle rétro-utérine à l'hématome de la dure-mère, il tend à prouver que les néomembranes vasculaires de la pelvi-péritonite préexistante, donnent naissance à de petites mais fréquentes hémorrhagies, dont le sang épanché constitue à la longue l'hématocèle.

En 1868, Trousseau dans une leçon clinique sur cette affection, conclut à l'existence de deux espèces principales d'hématocèle : l'une, rare, ayant son point de départ dans l'ovaire, c'est l'hématocèle ovarienne ; l'autre, la plus fréquente, qu'il nomme tubaire ou cataméniale parce qu'elle a son origine dans l'hémorrhagie dont la trompe est le siège au moment de l'écoulement menstruel.

En 1876, la thèse de Drapier sur « l'hématocèle rétro-utérine consécutive à la pelvi-péritonite » apporta de nouveaux documents servant à édifier la théorie de Virchow.

L'année suivante, M. J. Besnier, dans un travail publié dans les Annales de gynécologie, 1877, refit toute l'histoire des hématocèles consécutives à la rupture des néomembranes de la pelvi-péritonite, qu'il assimila comme Virchow à la pachyméningite et à qui il donna le nom de pachy-péritonite hémorrhagique. Seulement pour M. Besnier, ce serait dans le cours ou peu de temps après l'apparition d'une péritonite aiguë que se développerait l'épanchement.

Nous devons aussi mentionner la thèse d'agrégation de A. Poncet (1878) de laquelle nous extrayons les lignes suivantes qui servent de conclusion au chapitre de la pathogénie longuement discutée dans le travail de cet auteur : «... On ne saurait accepter un mécanisme unique. Les observations les plus récentes tendent cependant à attribuer la plupart des épanchements sanguins intra-péritonéaux à un trouble de l'ovulation. L'ovaire aurait dans la pathogénie de l'hématocèle la même importance que dans la physiologie du système utérin. »

Signalons en outre la thèse de Jousset (1883) qui admet que l'hématocèle consécutive à la pelvi-péritonite est de beaucoup la plus fréquente. C'est la conclusion formulée également dans la thèse de M. Figari (1884).

Cet exposé historique sur la pathogénie de l'hématocèle nous montre à combien d'opinions et de théories diverses, cette question, de date relativement récente, a donné naissance. Aussi, malgré la grande abondance de travaux, mémoires ou thèses, publiés sur ce sujet, malgré les nombreuses discussions qu'il a suscitées, il n'en est pas moins vrai qu'à l'heure actuelle, comme de Sinéty (1) l'écrivait en 1884, « la provenance de l'hémorrhagie péritonéale est encore aujourd'hui le point le plus controversé et le plus obscur de l'histoire de l'hématocèle. »

DISCUSSION

Il nous semble que l'obscurité qui règne sur toute cette question de la pathogénie de l'hématocèle utérine, tient à ce qu'on n'a pas su séparer des cas qui n'avaient entre eux que des ressemblances apparentes.

Un mot d'anatomie va nous permettre tout d'abord

(1) De Sinéty. *Traité pratique de gynécologie*, 1884.

d'établir dans la grande classe des hématocèles deux variétés parfaitement distinctes. L'utérus est un organe sous-péritonéal aux trois quarts recouvert par la séreuse, qui lui adhère assez intimement ; il est relié à l'ovaire par la trompe. Entre l'ovaire et la trompe, qui ne sont pas en continuité directe, existe, comme on le sait, un orifice qui fait communiquer la cavité tubaire avec la grande cavité péritonéale. Il est donc rationnel d'admettre à priori que du sang puisse passer directement de l'ovaire ou refluer de la trompe dans le péritoine. D'autre part, la trompe et l'ovaire sont situés entre les deux feuillets du ligament large, au milieu d'un tissu cellulaire lâche, dans lequel cheminent des vaisseaux et des nerfs. Ici encore, il est possible d'admettre à priori que la rupture des veines ou des capillaires puisse produire un épanchement sanguin qui s'infiltre entre les deux lames séreuses. Toute la division des hématocèles est là. Quand le sang fuse dans la cavité péritonéale, il s'accumule naturellement dans le cul-de-sac postérieur du vagin (grande cavité de Douglas) et y constitue ce qu'il convient d'appeler l'*hématocèle rétro-utérine* ou *hématocèle intra-péritonéale*. Quand, au contraire, l'hémorrhagie se produit dans l'épaisseur du ligament large dont elle dissocie les éléments et écarte les deux lames, elle donne lieu à l'hématocèle latéro-utérine ou *hématocèle extra-péritonéale.*

La première est située en arrière de l'utérus ; elle est limitée par le péritoine du grand cul-de-sac et ne peut pas descendre au-dessous de lui.

La seconde se développe sur les côtés de l'utérus ; aucune barrière sérieuse ne lui fait obstacle en bas ; le sang, tendant toujours à obéir à la pesanteur, fuse le long des parois vaginales.

Il y a déjà longtemps que cette division a été établie, puisque, en 1851, à la suite d'une discussion engagée au sein de la Société de chirurgie, Huguier prit le siège anatomique que nous venons d'indiquer comme base d'une classification des hématocèles. Bien que l'on retrouve la même idée longuement développée dans la thèse de Jacob Kuhn sur « Les épanchements sanguins qui se produisent dans les ligaments larges et le tissu péri-utérin » (thèse, Zurich, 1874) et dans laquelle l'auteur insiste sur les signes distinctifs de l'hématocèle extra-péritonéale et de l'hématocèle commune, il ne nous semble pas que cette division soit restée suffisamment présente à l'esprit des auteurs qui écrivirent après Huguier ; car, comme démontré l'historique que nous avons fait, depuis 1851 ont successivement vu le jour une série de théories attribuant, sans distinction du siège de l'épanchement, l'origine de l'hématocèle à des causes tout à fait diverses.

Nous laisserons de côté, dans ce travail, l'épanchement de sang dans les ligaments larges, auquel il conviendrait de réserver le nom de *pseudo-hématocèle*, ou du moins nous n'en reparlerons que pour mieux affirmer combien en diffère l'hématocèle intra-péritonéale, tant au point de vue étiologique qu'au point de vue anatomique.

De l'hématocèle intra-péritonéale. — Ceci dit, et après avoir bien limité la question à l'épanchement sanguin situé dans la cavité de Douglas, essayons de tirer au clair son histoire pathogénique, et d'établir une classification des différentes théories émises à son endroit. On peut dire, à cet égard, qu'elle a subi, à peu de chose près, les mêmes vicissitudes que tous les épanchements de sang dans les cavités séreuses : l'hématocèle vaginale, l'hématocèle pleurale, l'hématocèle méningitique. Dans une première période, les auteurs ont admis que, sous des influences diverses, du sang tombait directement ou de l'ovaire ou de la trompe, ou d'un kyste fœtal, ou de l'utérus par reflux, dans la cavité péritonéale. Là, il déterminait par sa présence une irritation, même une inflammation de la séreuse, qui répondait, comme toujours, par la production de fausses membranes.

Ces fausses membranes pouvaient elles-mêmes reconnaître une double origine : ou bien elles étaient, pour la plupart, le produit de la phlegmasie de la séreuse : c'était du tissu conjonctif néoformé ; ou bien, elles résultaient en partie tout au moins, de l'organisation du caillot, processus anatomique qui ne saurait être nié, comme l'ont très bien démontré les recherches de Virchow sur la phlébite. Peut-être même, les néo-membranes inflammatoires et les caillots organisés entraient-ils, pour une part égale, dans la genèse du tissu conjonctif dont les masses accumulées constituaient les lésions de la pelvipéritonite; mais le fait est celui-ci : dans tous les cas, l'épanchement était primitif et l'inflammation secondaire.

Dans une deuxième période, l'histoire des hématocèles en général subit une transformation complète. Gosselin démontra, par exemple, pour l'hématocèle vaginale que, la plupart du temps, l'épaississement de la tunique séreuse précède de beaucoup l'hémorrhagie et que, dans certains cas même, on peut observer des lésions très avancées de la vaginale, sans qu'il y ait autre chose dans la cavité qu'un simple épanchement séreux.

Il en fut de même des exhalations sanguines dans les autres cavités séreuses, et l'hématocèle rétro-utérine ne devint plus qu'une pachy-pelvi-péritonite chronique, dans laquelle, sous l'influence de causes diverses, la rupture des vaisseaux des néomembranes produisait un hématome: hématome interstitiel, quand l'hémorrhagie siégeait entre les lames conjonctives, hématome vrai ou kystique, quand le sang s'épanchait dans une cavité limitée par ces bandes de tissu néoformé. Cette théorie, consacrée par Virchow, a joui jusqu'à nos jours d'un grand crédit, puisque nous voyons encore les auteurs des deux dernières thèses sur l'hématocèle rétro-utérine lui donner la préférence.

Il nous semble cependant, comme nous tâcherons de le démontrer bientôt, qu'il convient de lui faire la part moins large, et nous pensons que les récentes acquisitions de la science sur les inflammations, si fréquentes, de la trompe chez la femme, des hémato-salpingites en particulier, ne sont guère faites pour apporter un solide appoint à l'opinion si généralement admise de Virchow.

Les différentes observations qu'on trouvera rapportées plus loin et que nous avons puisées à plusieurs sources, de même que l'histoire inédite des malades qui ont été observés par le Dr Sébileau, démontrent d'une façon très nette qu'il existe des hématocèles rétro-utérines absolument spontanées, hématocèles qui n'ont été précédées, à aucune période de la vie des malades, des signes de la pelvi-péritonite ou chronique ou subaiguë. Il ne conviendrait pas à cet égard, d'opposer aux observations que nous citons, comme l'ont fait quelques auteurs pour des cas analogues, aujourd'hui fort nombreux, une fin de non-recevoir, en prétextant que des lésions antérieures ont pu passer inaperçues. Il n'est pas possible, croyons-nous, de concevoir une pelvi-péritonite, si légère qu'elle soit, si peu étendu que soit son domaine, qui ne détermine, chez les malades qui en sont porteurs, un certain nombre de symptômes fonctionnels, parmi lesquels la douleur occupe la première place. On sait combien de femmes, parmi celles surtout qui ont eu des enfants, souffrent de l'abdomen, et combien aussi ces souffrances sont loin d'être toujours en rapport avec l'intensité des lésions de l'appareil génital qui leur donnent naissance.

Or, chez les malades qui font l'objet des deux observations inédites que nous rapportons, jamais ne s'était produit le plus petit trouble, jamais la moindre souffrance. La première (obs. II), à l'occasion du début de sa grossesse, avait été, à plusieurs reprises, soumise à un examen minutieux qui avait permis de constater l'intégrité absolue de l'appareil génital profond. Au reste, la plupart des auteurs reconnaissent aujourd'hui l'existence indéniable de ces hématocèles spontanées, et nous n'y avons insisté que pour confirmer encore, à l'aide des deux nouveaux exemples que nous reproduisons, une opinion dont la démonstration n'est plus à faire. Ainsi se trouve déjà très amoindrie l'influence presque exclusive que certains auteurs ont voulu attribuer à la pelvi-péritonite dans la genèse des hématocèles utérines.

Si on veut ajouter à cela la part importante qu'ont prise, depuis quelques années, dans les maladies de l'appareil génital interne de la femme, les inflammations des trompes et de l'ovaire, on se convaincra facilement que bien des hématocèles attribuées jusqu'à ce jour à la pelvi-péritonite, n'ont été au total que des ruptures d'hématosalpinx, ou des hémorrhagies de trompes malades. C'est du reste l'opinion qu'il est facile d'acquérir, en relisant les anciennes observations produites à l'appui de l'origine séro-phlegmasique de l'hématocèle. On nous dira sans doute que ces lésions anciennes ovariotubaires s'accompagnent presque constamment de lésions du péritoine : nous ne le nions pas ; mais là n'est pas la question : dans les cas dont nous parlons, ce n'est pas des fausses membranes que vient le sang, mais bien des organes génitaux. Le péritoine est malade ; cela est vrai : mais il n'entre pour rien dans la genèse de l'épanchement.

Voyons donc maintenant quelle peut être l'origine de ces hématocèles spontanées, ou, si l'on veut, recherchons le siège premier de l'hémorrhagie.

L'historique nous a déjà mis au courant des diverses théories émises à cet égard. Nous verrons, après les avoir exposées et discutées, qu'il est peut-être légitime de ne pas adopter l'une d'elles à l'exclusion de toutes les autres. On peut les diviser ainsi :

1° L'ovaire est l'origine de l'épanchement ;

2° Le sang émane de la cavité tubaire ;

3° L'hémorrhagie a son point de départ dans l'utérus ;

4° Il faut attribuer la cause de l'hématocèle à la rupture d'un vaisseau de l'appareil péri-génital.

En résumé, théorie ovarienne, théorie tubaire, théorie utérine, théorie de l'appareil vasculaire annexe, ainsi peuvent être classées les différentes opinions formulées sur la genèse de l'hématocèle, et que nous allons dès maintenant étudier.

Théorie de l'appareil vasculaire utéro-ovarien. — Nous commençons par l'examen de cette théorie, pour l'éliminer de suite, car, à notre sens, elle n'est pas applicable aux cas d'hématocèles dont nous nous occupons ici. On doit en effet se refuser à admettre que la rupture d'une veine, variqueuse ou non, située dans le ligament large, puisse produire une hématocèle rétro-utérine. Au début de ce travail, nous nous sommes expliqué sur la division anatomique établie dans la classe des hématocèles. Une hémorrhagie sous-péritonéale ne peut absolument devenir intra-séreuse qu'à la condition de perforer le feuillet qui la limite et la sépare de la grande cavité. Or, nous ne connaissons pas d'observation où cette perforation ait été dûment observée. Si, du reste, on veut se reporter aux exemples, d'ailleurs très rares, qui ont été donnés d'hématocèles primitives, attribuées à la rupture d'une veine utéro-ovarienne, il sera facile de voir que le diagnostic pathogénique n'a parfois été porté que d'après des considérations de second ordre, et basé surtout sur de simples calculs de probabilité. On pourra s'en rendre compte en lisant l'observation de M. Bernutz que nous signalons à la fin de notre thèse (Obs. III) d'après le résumé qu'en a donné Jousset. On verra que l'existence des varices des membres inférieurs et l'apparition des accidents, en dehors de l'époque menstruelle, furent les seuls éléments sur lesquels l'auteur crut pouvoir se fonder pour affirmer le diagnostic d'hématocèle rétro-utérine par rupture du plexus utéro-ovarien.

Ainsi donc, rejetant l'origine péri-génitale de l'hématocèle intra-péritonéale, nous n'avons plus à envisager que la théorie ovarienne, la théorie tubaire et la théorie utérine.

Théorie ovarienne. — Les auteurs qui ont placé dans l'ovaire le point de départ de l'hémorrhagie, peuvent être séparés en deux groupes. Pour les uns, cet organe est la source première et directe de l'épanchement ; il n'en est pour les autres que la cause indirecte et éloignée. Pour Nélaton, Laugier, Gallard, il se produirait, au moment de l'époque menstruelle, une hémorrhagie de l'ovaire plus abondante que d'habitude. Le sang, soit en raison de sa trop grande quantité, soit peut-être aussi, à la suite de troubles survenus dans le mécanisme de l'adaptation du pavillon, tomberait dans la cavité de Douglas, au fond de laquelle il s'accumulerait. L'œuf pourrait même, de l'avis de Gallard, suivre la voie anormale et tomber dans le cul-de-sac péritonéal. Il y aurait là une véritable ponte extra-utérine. Mais cet œuf à son tour, s'il a été fécondé, peut suivre son développement physiologique, donner lieu à une grossesse intra-péritonéale, à un véritable kyste fœtal qui, le jour où il se rompra, deviendra la source d'une hémorrhagie plus ou moins abondante. Ainsi donc, comme nous le disions : dans le premier cas, l'ovaire est la source directe et immédiate de l'épanchement, puisque c'est à sa surface même que le sang s'exhale ; dans le second, s'il peut être incriminé, parce que c'est de lui qu'émane l'œuf, il ne peut l'être qu'indirectement, parce que c'est seulement la rupture ultérieure de cet œuf fécondé qui donnera naissance à la tumeur sanguine.

Cette seconde partie de la théorie nous paraît indéniable ; mais nous pensons qu'il faut accepter avec une certaine réserve l'origine ovarienne, à la manière dont l'entendaient Nélaton et Laugier. En voici la raison : à l'état normal, l'hémorrhagie menstruelle ne provient pas de l'ovaire ; les traités de physiologie sont à cet égard et à juste titre, très affirmatifs. Nous croyons donc que, si réellement le sang de l'hématocèle était exhalé à la surface de la glande génitale, sa quantité serait trop minime pour constituer une véritable tumeur. Nous savons bien que Gallard, qui sans doute avait compris l'objection, avait supposé que cette hémorrhagie ovarienne, ne se produisait que dans les cas où le coït ou bien les excitations génésiques exagéraient la congestion de la glande. Mais en admettant même l'influence de cette cause, il nous paraît encore peu probable que l'ovaire puisse atteindre un degré de congestion tel, qu'une quantité de sang, pouvant varier entre 300 et 2,500 grammes, s'échappe d'un organe qui en exhale à peine quelques grammes à l'état physiologique. Nous n'ignorons pas non plus que, pour certains auteurs, Laugier, Bernutz, Jousset, qui ont fait sur l'origine ovarienne des hématocèles les mêmes réserves, l'hémorrhagie ne pourrait se produire qu'à la faveur d'une lésion préalable de la glande génitale, lésion à laquelle ils ont donné le nom d'apoplexie de l'ovaire. Bien que nous ne soyons pas fixé sur la signification exacte de ce mot « apoplexie de l'ovaire », nous avons pu, en parcourant les différentes observations rapportées sous ce titre, nous convaincre que ces prétendus ovaires apoplexiques, ou plutôt kystiques, ne sont que des hémato-salpingites. Il sera facile de s'en rendre compte en lisant celles de ces observations que nous reproduisons plus loin (Obs. IV, V, VI). En résumé, de cette théorie ovarienne nous ne voulons retenir, comme absolument indiscutable, que la seconde opinion de Gallard, qui attribue à la rupture de l'œuf fécondé et développé dans la cavité péritonéale, l'origine de l'hématocèle.

Théorie tubaire. — Au dire des auteurs qui ont écrit sur l'hématocèle, la trompe peut être considérée comme le point de départ de l'hémorrhagie, dans trois circonstances différentes :

Ou bien quand elle est saine (état physiologique);

Ou bien quand il s'y développe un fœtus (grossesse tubaire);

Ou bien quand elle s'enflamme et se dilate en un véritable kyste hématique (état pathologique).

Depuis déjà longtemps, Trousseau avait admis qu'au moment des menstrues, il se faisait à la surface de la muqueuse tubaire une exhalation sanguine analogue à celle de l'utérus, qui, sous des influences diverses, pouvait s'exagérer et se transformer en une véritable hémorrhagie. Lorsque le sang s'écoulait par l'orifice externe de la trompe, il tombait dans la cavité péritonéale et y constituait l'hématocèle rétro-utérine.

S'il est difficile de se prononcer sur la valeur de cette opinion, qui n'est pour le moment encore qu'une hypothèse basée sur une théorie physiologique incomplètement établie, elle mérite pourtant, croyons-nous, d'être prise en sérieuse considération.

Plusieurs auteurs, en effet, admettent que, pendant les règles, il se produit, à la surface de la muqueuse de la trompe, une transsudation séro-sanguine. Un certain nombre de faits bien observés paraissent d'ailleurs confirmer cette manière de voir. Raciborsky, Lee et Pouchet ont constaté dans le conduit utéro-ovarien, au moment des menstrues des caillots sanguins manifestement développés sur place. Scanzoni a pu faire la même observation sur trois femmes mortes à l'époque de leurs règles. Ces faits, aujourd'hui bien démontrés, semblent donc prouver que si l'exhalation sanguine de la trompe n'est pas un phénomène absolument constant, c'est tout au moins un phénomène possible, nous dirions volontiers un phénomène habituel. Il nous paraît donc admissible que, dans un certain nombre de cas, l'hématocèle puisse être produite par l'accumulation du sang tubaire dévié de sa route physiologique. Si, en effet, la transsudation est normale, rien n'empêche de penser qu'elle soit capable, à un moment donné, de devenir assez abondante pour constituer un véritable cas pathologique ; et alors, ne peut-on penser, sans quelque raison, que les ostia uterina très peu perméables à l'état normal, susceptibles peut-être, sous diverses causes, de contractions spasmodiques, sont devenus trop petits pour une quantité trop grande de liquide extravasé ? Nous ne voudrions pas, certes, étendre à tous les cas d'hématocèle cette genèse tubaire ; nous avons même la conviction que la plupart du temps l'affection est produite par la rupture d'une trompe malade ; mais pourquoi, puisque aussi bien il faut une théorie applicable aux faits dans lesquels l'épanchement péritonéal se produit chez des femmes que l'absence de tout symptôme fonctionnel et physique permet de considérer comme indemnes de toute maladie génitale, pourquoi, disons-nous, ne pas accepter, pour ces cas, l'hypothèse d'ailleurs très rationnelle d'une hémorrhagie déviée de la trompe ? Seul, le reflux du sang de l'utérus dans la cavité tubaire serait capable d'expliquer l'origine de cette variété d'hématocèles spontanées, bien qu'on ait invoqué contre lui, comme nous le dirons plus loin, certaines raisons anatomiques et physiologiques dont la valeur nous paraît contestable.

Nous nous contenterons de signaler sans y insister davantage, la rupture de la trompe dans laquelle s'est développé un ovule fécondé.

C'est là une cause évidemment rare, mais indéniable, d'hématocèle rétro-utérine. Nous en relatons plus loin, à titre de simples preuves, deux observations résumées (obs. VII, VIII).

Il ne nous reste plus, à propos de la trompe, qu'à rechercher dans quelles limites, lorsqu'elle est malade, dilatée et distendue par du liquide sanguin, elle est capable de donner naissance à la maladie qui nous occupe. Nous ne devons pas refaire ici l'histoire, du reste connue depuis peu de temps, des salpingites. Disons seulement que, assez souvent, on trouve la trompe remplie de sang ou fluide et rouge, ou poisseux et noir (hématome de la trompe, hémato-salpingite).

On a observé des cas dans lesquels ces kystes hématiques se sont rompus en déversant leur contenu dans la cavité péritonéale. Lavie (th. in 1888, des salpingites), en cite plusieurs exemples. Seuvre (1), avant lui, avait, dans un bon travail, attiré l'attention sur la corrélation qu'il pouvait y avoir entre les hématocèles rétro-utérines et l'inflammation des trompes. Nous en rapportons au chapitre des observations, trois cas extraits de cette thèse. (Obs. IX, X, XI). Nous n'avons pas à discuter ici le mode de développement de ces salpingites hématiques. Rappelons toutefois que ces kystes tubaires remplis de sang, ne sont vraisemblablement que le résultat de simples hémorrhagies survenues au cours d'une salpingite soit catarrhale, soit purulente. Aussi, peut-on supposer que, dans certains cas, ces hémorrhagies, au lieu de constituer des foyers sur place cherchent une issue facile vers le péritoine, et que le sang s'épanche alors dans la cavité de Douglas, au lieu de dilater la trompe. En résumé, nous croyons que l'hématocèle consécutive aux maladies de la trompe peut provenir d'une salpingite ou catarrhale ou puru-

(1) Th. in 1874. *Recherches sur l'inflammation des trompes utérines et des conséquences.*

lente, à forme hémorrhagique, soit que le sang passe directement dans la cavité péritonéale, soit qu'en s'accumulant dans la trompe, il la transforme en un kyste sanguin susceptible de se rompre. Mais ces hémorrhagies elles-mêmes, quelle en peut être la cause ? Est-ce donc un fait habituel en pathologie que ces exhalations sanguines à la surface des muqueuses phlegmasiées ? On sait qu'il n'en est rien. Aussi cette quasi-anomalie de la muqueuse tubaire, si féconde en pertes sanguines, quand elle est enflammée, semble-t-elle corroborer l'opinion que nous émettions plus haut, relativement à la participation de la trompe dans les phénomènes hémorrhagiques de la menstruation. Ces faits pathologiques paraissent bien de nature à démontrer que cet organe, à l'état normal, joue dans la production du flux menstruel un rôle assez considérable pour faire admettre qu'il soit, en dehors de toute lésion antérieure, l'origine d'un certain nombre d'hématocèles rétro-utérines.

Théorie utérine. — Bernutz, le premier, comme nous l'avons vu dans notre historique, émit l'opinion que le sang accumulé dans la cavité utérine pouvait, si le canal cervico-utérin s'opposait à son passage dans le vagin, refluer, par la voie des trompes jusque dans le péritoine. C'est là un fait aujourd'hui définitivement acquis à la science, et on peut lire, dans la thèse de Poncet, le résumé d'un certain nombre de cas où l'hématocèle reconnaît manifestement pour cause ce reflux du sang par *obstacle mécanique*. Malheureusement pour la théorie, ces exemples d'obstacle mécanique sont rares, et leur nombre n'est pas en raison de la fréquence des hématocèles. Aussi Bernutz, légitimement frappé par ce fait, avait-il admis la possibilité d'une occlusion physiologique, purement dynamique, du canal cervical utérin qui se fermerait sous l'influence de la contraction utérine.

Cette théorie a été très fortement discutée. Poncet, dans sa thèse d'agrégation, se refuse à l'accepter. « Nous ne pouvons admettre, écrit d'autre part Emmet, que sous l'influence d'une simple contraction spasmodique du col, le sang menstruel puisse refluer dans les trompes et de là dans le péritoine. » Deux objections principales ont été dirigées contre l'hypothèse de Bernutz. On a d'abord invoqué la disposition des ostia uterina qui seraient à l'état normal de trop petits orifices pour pouvoir être forcés par le liquide sanguin.

Mais cette objection, mal fondée, ne tient pas devant les faits d'autopsie qui démontrent qu'à la suite d'obstacles mécaniques, le sang a pu couler à rebours de l'utérus dans la trompe. La seconde objection est tirée de l'incertitude où l'on est encore sur la question de la contraction spasmodique du col. Nos connaissances sur la physiologie du muscle utérin sont, en effet, loin d'être complètes. Toutefois, il n'est pas douteux, qu'à l'état normal, l'utérus des espèces animales est contractile. Rohrig et Fraumel ont constaté des contractions rythmiques et régulières entièrement spontanées sur la matrice d'animaux qui n'étaient pas en gestation. Chez des femelles n'ayant pas encore subi l'approche du mâle, plusieurs auteurs ont pu à l'aide de divers agents, exciter et mettre en évidence la contractilité du muscle utérin. En ce qui concerne la femme, les observations de ce genre sont moins nombreuses et moins précises. Peu de chirurgiens ont eu comme Beek et Gallicée l'heureuse occasion de constater, chez des femmes atteintes de prolapsus utérin, chaque friction légère du museau de tanche déterminer sur le doigt, introduit dans le col, des mouvements alternatifs de resserrement et de dilatation. Cependant, Beigel, en électrisant le col de femmes non enceintes a pu déterminer des contractions évidentes. Ne sait-on pas aussi que certaines excitations d'origine réflexe, provoquées, par exemple, par les papiers sinapisés à la face interne des cuisses, par les vessies sur le thorax, par la titillation mécanique des mamelons, sollicitent des contractions énergiques du muscle utérin ? N'oublions pas d'ailleurs que de Sinéty a attribué à l'excitation mécanique du col l'expulsion abondante du mucus, qui se produit au moment de l'introduction du spéculum ; que M. Desprès a imputé aux contractions de la matrice ce qu'on peut appeler l'éjaculation profonde de la femme, c'est-à-dire le rejet rapide, hors de la cavité utérine, du liquide des glandes du col. Tous ces faits, bien qu'imparfaitement établis, nous portent cependant à penser que la théorie pathogénique de Bernutz doit être applicable à un certain nombre de cas d'hématocèles. Rappelons-nous, du reste, que ces hématocèles se produisent souvent pendant la période menstruelle, à l'occasion des excitations génésiques et de coïts trop fréquemment répétés, et qu'il y a peut être là une influence suffisante pour déterminer la contraction réflexe, spasmodique du col utérin. Objecterait-on à cette théorie que la contraction spasmodique ne peut pas être assez durable pour produire l'occlusion de l'orifice utérin ? Il nous suffirait alors de prendre, au hasard, des exemples de spasme des conduits creux, pour démontrer l'inanité de ce reproche. Les observations des deux malades dont nous rapportons plus loin l'histoire, devraient, à notre avis, rentrer dans la catégorie des faits invoqués par Bernutz à l'appui de sa théorie. Il en est une (Obs. I) pour laquelle on peut admettre l'origine tubaire ; mais, nous croyons impossible d'interpréter autrement que par le mécanisme du reflux, l'hématocèle de la seconde (Obs. II) dont l'énorme excitabilité nerveuse était bien propre d'ailleurs à produie le spasme réflexe du col.

Dans cette discussion sur la pathogénie de l'hématocèle utérine nous avons laissé de côté « l'exhalation sanguine aiguë du péritoine « dont quelques auteurs ont voulu faire une cause d'hématocèle. Cette hypothèse, dont on ne trouve même plus la mention dans les livres classiques, n'est basée que sur trois observations, fort incomplètes.

Contentons-nous de faire remarquer avec Poncet que ce mécanisme ne saurait être accepté, parce qu'il va à l'encontre de toutes nos connaissances physiologiques. « Comment admettre cette diapédèse globulaire, cette pluie sanguine fournie par les petits vaisseaux de la séreuse péritonéale, alors qu'elle est absolument saine, qu'il n'existe nulle part de trace d'inflammation intérieure, de néo-membranes susceptibles de fournir du sang ? » Nous n'insisterons pas davantage.

ANATOMIE ET PHYSIOLOGIE PATHOLOGIQUES

La quantité de sang que renferme le foyer d'une hématocèle intra-péritonéale spontanée est très variable. Les petits épanchements sont de 200 à 250 grammes ; les collections les plus considérables pèsent jusqu'à 2 kilogr. 1/2 ; entre ces deux termes qui sont les extrêmes limites de ce qu'il convient d'appeler les *hématocèles cliniques*, tous les intermédiaires peuvent évidemment exister.

Le siège de la tumeur est constant ; il nous semble que c'est là un point sur lequel les auteurs n'insistent pas assez et qui cependant a bien son importance, puisque les conséquences qui en découlent font la distinction clinique que le chirurgien peut établir, dans un certain nombre de cas, entre l'hématocèle spontanée et celle qui se développe dans le cours d'une pelvi-péritonite.

Le sang obéit à la pesanteur, il tombe toujours dans le cul-de-sac de Douglas qu'il remplit plus ou moins suivant qu'il s'est extravasé en plus ou moins grande quantité. On a parlé quelquefois d'hématocèles latérales et d'hématocèles antérieures, ni les unes ni les autres ne sont la conséquence d'hémorrhagies *internes* dans un *péritoine sain*.

Ainsi quand un thrombus s'établit au sein du ligament large, le sang peut y former une masse limitée, ou bien à la faveur des interstices lâches du tissu cellulaire sous-séreux, fuser dans les régions voisines; ainsi se constituent, si la tumeur confine au bord utérin, la *pseudo-hématocèle latérale ;* ou bien la *pseudo-hématocèle antérieure* si elle embrasse le col en avant ; ou bien la *pseudo-hématocèle postérieure*, si elle l'enserre en arrière, ou même la *pseudo-hématocèle ischio-rectale*, si elle tend à se prolonger en arrière du côté de l'anus. Il est fréquent, dans ces cas, de voir la maladie changer pour ainsi dire de place, une hématocèle succéder à l'autre et même quelquefois le plastron sous-péritonéal passer de la région péri-utérine dans le département de la paroi abdominale antérieure ou dans celui de la fosse iliaque.

D'autre part, quand un hématome se produit dans le cours d'une pelvi-péritonite, le siège en est évidemment variable ; s'il occupe souvent le grand cul-de-sac utéro-rectal, c'est qu'en réalité c'est à son niveau que les lésions péritonitiques consécutives aux maladies utéro-tubaires se développent le plus fréquemment, mais il n'y a là rien de fixe, rien de constant ; le siège de l'épanchement est sous l'exclusive dépendance de celui des néomembranes vasculaires ; là où il existe une cavité, là se constitue la tumeur, et il serait bien rare, à notre avis, si l'on voulait prêter à l'examen toute l'attention désirable, qu'on trouvât à ces hématocèles secondaires, même dans les cas où elles simulent le mieux, par leurs signes physiques, les hématocèles spontanées, la régularité parfaite, la symétrie absolue, le siège exactement médian de celles-ci.

Répétons-le donc : quand il se produit une hémorrhagie intra-séreuse dans un pelvi-péritoine sain, le sang s'accumule toujours au point le plus déclive et remplit tout ou partie du cul-de-sac rétro-utérin de Douglas.

Il nous reste à étudier ce qu'il y devient, et c'est ici qu'il nous paraît nécessaire d'abandonner délibérément une partie des idées anciennes sur les transformations du liquide hématique au sein des cavités séreuses.

Le sang qui tombe dans le péritoine s'y coagule : c'est du reste une loi absolue de physiologie, que, sorti des vaisseaux, quelle que soit la cavité où il s'épanche, le sang se prend en caillot. La coagulation est même très rapide. Trousseau et Leblanc les premiers, Nélaton depuis, ont bien mis ce fait en lumière en ce qui concerne l'hémorrhagie intra-pleurale. « La rapidité de coagulation est telle, écrivent Trousseau et Leblanc, que lorsque dans nos expériences nous ouvrions une artère intercostale et que nous faisions couler le sang directement dans la cavité pleurale, si, en même temps nous faisions une ouverture dans la partie la plus déclive, il s'écoulait à peine quelques gouttes de sang. »

Dès que le coagulum est formé, il se rétracte progressivement, et en se rétractant ainsi, il exprime lui-même sa sérosité, suivant l'heureuse expression de Nélaton. C'est dire que le sang épanché dans le péritoine se dissocie en deux couches : l'une solide, le cruor, qui occupe le fond du petit bassin, sur les parois duquel elle se moule, et qui forme bientôt une masse immobilisée dans le cul-de-sac péritonéal ; l'autre liquide, le liquor, qui recouvre la première, occupe au-dessus d'elle, dans la partie supérieure du pelvis, l'espace qu'elle lui laisse libre, s'insinue dans les interstices des organes viscéraux, et, obéissant à la pesanteur, subit les déplacements que lui impriment les mouvements du corps.

Comme la sérosité est colorée par des globules rouges qui n'ont pas été emprisonnés dans les mailles de la fibrine, et comme cette dissociation du sang est très rapide, presque immédiate, quelques chirurgiens qui avaient eu l'occasion de ponctionner des cavités séreuses très peu de temps après la blessure de l'organe d'où provenait l'hémorrhagie, et en avaient retiré un liquide rouge, avaient nié que le sang s'y coagulât ou affirmé tout au moins que cette coagulation n'était pas constante. C'est là une erreur : le sang dans le péritoine comme dans la plèvre se prend immédiatement en caillot : au bout de 24 heures, le poids de la sérosité sanglante et le poids du coagulum sont sensiblement égaux.

Mais que va devenir maintenant cet épanchement hématique ? Il est vraiment intéressant de lire aujourd'hui ce que Poncet, dans sa thèse d'agrégation, écrit sur cette question d'anatomie pathologique. Sur la foi des descriptions cliniques anciennes, l'auteur admet que le « sang épanché dans le péritoine pelvien détermine promptement des phénomènes inflammatoires du côté de la séreuse ainsi qu'en témoignent les signes rapides d'une péritonite. » Poncet confond ici la *péritonite* avec le *péritonisme*, la *réaction péritonéale :* « L'abondance de l'hémorrhagie détermine quelquefois l'issue fatale, mais si l'irruption subite dans la cavité abdominale ne s'accompagne pas à brève échéance d'accidents mortels, le sang détermine par sa présence des phénomènes de péritonite ». Mais à peine a-t-il porté cette affirmation, que l'auteur est embarrassé par des souvenirs cliniques ; dans des ovariotomies où la toilette du péritoine n'est pas complète, il existe une hémorrhagie plus ou moins considérable, et pourtant le sang qui s'amasse dans la cavité pelvienne n'est pas enkysté par de fausses membranes, produit de la péritonite ! « Et qu'on n'invoque pas, dit-il, des différences quantitatives de sang répandu dans le péritoine ; le volume de certaines hématocèles ne dépasse parfois pas celui d'un petit œuf ».

Poncet entreprend alors des expériences avec le D[r] Fr. Franck : il s'adresse à MM. Arloing et Tripier, à M. Livon de Marseille, et M. Toussaint de Toulouse, qui expérimentent de leur côté. Et le résultat est partout et toujours le même : « Le sang se résorbe toujours rapidement. Jamais de péritonite, jamais d'adhérences ».

Ainsi donc, voilà d'énormes épanchements sanguins qui sont d'une parfaite innocuité pour la séreuse des animaux et qui disparaissent du péritoine par absorption sans laisser de lésions. Voilà des hémorrhagies internes qui chez la femme après la gastrotomie ne donnent pas naissance à des hématocèles ! Et Poncet, légitimement frappé de cette étrange opposition de faits, conclut : « La présence du sang dans le péritoine n'est pas tout : il ne suffit pas qu'il y ait une hémorrhagie interne pour qu'une hématocèle se produise ; il est deux facteurs dont on n'a jamais tenu compte et qui nous paraissent jouer un rôle important, nous avons dit : la qualité du sang extravasé et l'état de la séreuse ou des organes avoisinants ».

Eh bien non ! l'état de la séreuse n'est pour rien dans ces phénomènes (nous avons, on le sait, classé à part les hématocèles consécutives à la pelvi-péritonite), et l'état du sang, au sens où l'entend Poncet tout au moins, n'y est pour rien non plus. Poncet proposait d'expérimenter avec du sang ayant des propriétés morbides et dans lequel on aurait introduit des matières pyrogènes ; assurément, cela modifierait les résultat des expériences précitées, mais on ne réaliserait nullement par ce procédé, le type le plus ordinaire de l'hématocèle ; car si l'on excepte celles qui se produisent dans les fièvres graves, on ne saurait, dans la majeure partie des cas, incriminer le sang des femmes chez lesquelles la maladie signale son apparition au milieu d'une bonne santé, par un début dramatique que rien ne faisait prévoir.

Aujourd'hui, l'explication nous paraît facile à fournir : l'avenir de l'épanchement dépend, et dépend exclusivement de l'infection du péritoine, et l'infection du péritoine vient et ne peut venir que du vagin.

Quand en 1880 Nélaton ouvrait la plèvre de ses animaux en expérience pour y injecter du sang et qu'il observait « *constamment* » le développement de phénomènes inflammatoires, c'est qu'il infectait la séreuse. Quand Poncet et les expérimentateurs qui l'ont aidé « transfusaient à l'abri de l'air » du sang qui passait directement de la carotide d'un animal dans le péritoine d'un autre, et qu'ils ne constataient pas d'inflammation consécutive, c'est qu'ils mettaient la séreuse à l'abri de l'infection. Et si, dans les laparotomies qui sont suivies d'hémorrhagies, le liquide épanché se résorbe vite, c'est encore que l'opération a été pratiquée avec assez de soins antiseptiques pour que la séreuse ne soit pas contagionnée.

L'air en lui-même ne fait rien au plus ou moins de rapidité de la résorption : Poncet a raison de le dire : mais ce qui y fait, et beaucoup, ce sont l'air et les liquides chargés de micro-organismes.

C'est, disions-nous, par les voies génitales inférieures que s'infecte, dans certains cas, le péritoine. Tout est là ; on sait aujourd'hui combien les plaies utérines consécutives à l'accouchement, deviennent facilement septiques ; on sait aussi que le drainage vaginal après les opérations abdominales est généralement condamné, parce que suivant l'expression de notre ami Sébileau (th. in 1889 ; l'ascite et les grosses tumeurs de l'abdomen), les orifices du tube sont comme autant de bouches absorbantes pour les micro-organismes dans le fond du vagin où les microbes se cultivent spontanément si b en : on sait aussi que toute l'histoire pathogénique des salpingites réside dans l'infection de bas en haut de l'appareil génital supérieur. Tous ces faits sont aujourd'hui passés, pour ainsi dire dans le domaine de la science courante ; comment se fait-il qu'ils n'aient pas encore servi à modifier et à éclairer le chapitre si obscur et si erroné à plusieurs points de vue de l'anatomie pathologique, de la marche et du traitement de l'hématocèle rétro-utérine ?

Donc, quand le sang s'est épanché dans le fond de la cavité péritonéale, il subit ou non l'infection ; nous n'avous pas à classer ici (la chose est trop élémentaire) les nombreux cas dans lesquels cette infection peut se produire ; il nous suffit de savoir qu'elle est certaine et facile.

Supposons donc que le péritoine ne soit pas envahi par le contage : les choses vont se passer simplement comme dans les expériences de Vulpian, de Laborde (voir indicat. th. de Poncet, p. 67) et de tant d'autres : le sang se coagulera en partie, et le caillot sera recouvert d'une nappe séreuse. Bientôt la résorption commencera, la partie liquide disparaîtra la première, le cruor sera peu à peu désagrégé, et quelques jours après, la séreuse ne portera plus trace de l'épanchement qui s'y était développé. Il est bon de dire que la fibrine ne peut disparaître qu'après avoir subi diverses transformations, qui ont pour but de la liquéfier et de lui donner un état de fluidité suffisante, pour qu'elle soit reprise par les voies lymphatique ou veineuse. Il se passe là des phénomènes analogues à ceux que l'on constate journellement dans le tissu cellulaire, où se sont développées des ecchymoses ou des thrombus ; n'était cette portion solide dont l'absorption demande, de la part de l'organisme, un travail d'une certaine longueur, il n'y aurait pas à vrai dire formation de tumeur ; le sang serait presque aussi vite repris qu'épanché. Le sang défibriné disparaît de la cavité péritonéale ou il a été injecté avec une très grande rapidité.

Bizzozéro et Golgi ont transfusé du sang, privé de son cruor par le battage, dans le péritoine : l'absorption fut toujours très rapide. On a même utilisé cette propriété de la séreuse dans quelques cas cliniques, et Ponfick a trois fois injecté, avec succès, dans le ventre de malades débilités du sang défibriné et incapable par conséquent d'entrer en coagulation. Du reste, il en est, à cet égard, du liquide hématique comme de tous les liquides albumineux. Dubar et Rémy ont fait à cet endroit des expériences concluantes, et la nature nous offre souvent l'exemple de la résorption très rapide, après quelques accidents plus dramatiques que dangereux, du contenu albumineux de certains kystes de l'ovaire rompus dans la cavité péritonéale.

Ainsi donc, en dehors des symptômes généraux (anémie rapide ou choc péritonitique) qui peuvent enlever dans certains cas les malades, dans le péritoine desquelles se développe une hématocèle, nous pouvons poser cette loi : « *Toute hématocèle dans une séreuse non infectée est sans danger : sa résorption totale est l'affaire de quelques jours. Elle ne suppure jamais et ne détermine jamais de lésions péritonéales.* »

Supposons maintenant le cas où, par l'intermédiaire de la trompe, l'épanchement est envahi par les micro-organismes cultivés dans le vagin ou l'utérus. Ici, le caillot pourra subir deux évolutions différentes. Si l'infection est spontanément légère, bénigne, ou bien si un traitement convenable (on verra plus tard ce que nous entendons par traitement convenable) a été aussitôt employé, il se produira une inflammation peu intense du péritoine qui répond à la présence des micro-organismes, comme toutes les séreuses, par la production de néomembranes ; que l'infection au contraire soit grave, profonde, ou qu'un traitement insuffisant la rende continue, le caillot entrera en suppuration, et du même coup se développera une pelvi-péritonite purulente.

Nous ne voulons pas insister ici sur les lésions qu'on observe dans ces deux cas ; il importe peu, au point de vue où nous nous sommes placé, de savoir comment sont formées les néomembranes, quelle part il convient d'attribuer dans leur genèse aux productions nouvelles de la séreuse ou à l'organisation du caillot qui se transformerait en tissu conjonctif. Ces questions sont œuvre d'histologiste. Disons seulement que des adhérences variables dans leur siège, leur étendue, leur nombre, leur épaisseur et leur résistance s'établissent entre les organes du petit bassin, et qu'entre ces bandes conjonctives néoformées le caillot est emprisonné ; l'hématocèle est dite alors enkystée. Peu à peu le coagulum sera résorbé, mais il restera toujours dans le fond du pelvis, comme traces de la phlegmasie ancienne, des lames fibreuses immobilisant, plus ou moins dans des positions vicieuses, les différents organes de l'appareil génital profond et du segment inférieur du tube digestif. Dans cette cavité nouvelle, le caillot subira du reste une résorption plus lente et plus difficile.

On sait depuis longtemps, que les séreuses, enflammées et transformées en tissu conjonctif sur une plus ou moins grande étendue de leur surface, perdent leurs propriétés physiologiques. M. Terrillon, dans une clinique déjà ancienne (Progr. méd., août 1883), a bien mis en lumière ces différences qui importent tant au chirurgien. Plus récemment, Sébileau, dans sa thèse, a montré quelle importance il fallait accorder à la présence de la péritonite chronique dans la question du drainage après les laparotomies faites pour des tumeurs ayant provoqué l'ascite : « Mais, écrit-il, si les épanchements péritonéaux consécutifs aux tumeurs de l'abdomen ne sont jamais une contre-indication à l'intervention, tous les chirurgiens pensent aujourd'hui, qu'ils nécessitent plusieurs précautions sans lesquelles la vie des malades débarrassés du néoplasme serait gravement compromise. Ces précautions sont dictées par les propriétés physiologiques, différentes du péritoine à l'état normal ou à l'état pathologique. Si en effet, la séreuse saine absorbe facilement toute substance introduite dans sa cavité, il en est tout autrement lorsqu'elle est irritée, enflammée, ou lavée par la présence du liquide qui y séjourne depuis longtemps, etc. »

Nous ne dirons rien des lésions de l'hématocèle suppurée, qu'on trouvera décrites dans les livres classiques et dont l'action sur les organes du voisinage est bien connue. Aussi bien croyons-nous avoir atteint le but que nous nous proposions en entamant ce chapitre : avoir démontré que l'évolution du caillot était sous l'exclusive dépendance de l'infection vagino-utéro-tubaire, et que suivant les cas il pouvait subir trois transformations différentes :

1° Être rapidement résorbé sans laisser après lui de lésions péritonéales. (*Pas d'infection.*)

2° Être résorbé lentement et amener des lésions non suppurées du péritoine. (*Infection légère ou courte.*)

3° Suppurer, se transformer en abcès pelvien et déterminer une pelvi-péritonite purulente. (*Infection grave ou continue.*)

SYMPTOMES

Nous ne nous attarderons pas à tracer de l'hématocèle rétro-utérine un tableau clinique détaillé, les signes de cette affection sont, pour la plupart, bien indiqués dans les livres classiques. Poncet leur consacre un chapitre important de sa thèse; nous y ajouterons quelques détails nouveaux. Mais, il importe surtout de s'arrêter sur la marche de l'affection, et, modifiant les idées qui ont eu cours à cet endroit jusqu'à ce jour, de décrire, suivant son évolution, plusieurs types cliniques différents.

Au milieu d'une santé heureuse, sans aucun prodrome, ou après quelques jours de malaise et de souffrances lombo-abdominales, en pleine période menstruelle ordinairement, une femme est prise d'une violente douleur dans le petit bassin ; elle se plaint de bouffées de chaleur, pâlit, se couvre d'une sueur froide, et s'évanouit. Chez quelques malades la scène est moins dramatique, il n'existe pas de syncope ; chez certaines, même, où l'hémorrhagie se fait peu à peu par *stillicidium*, le début du mal passe complètement inaperçu. Chez d'autres, au contraire, la syncope est défінive, mortelle ; on dit alors que l'hématocèle est *cataclysmique*.

Après quelques instants, la face se colore, le pouls se relève, la femme reprend ses sens, et très rapidement, en quelques heures, est prise de frissons, de nausées, de vomissements et de ballonnement du ventre ; on dirait d'une péritonite, mais il n'y en a que l'apparence. Ces symptômes, à grand fracas qui, du reste, ne sont pas constants, se calment d'ordinaire assez vite, et cet appareil clinique si terrifiant s'apaise aisément sous l'influence de quelques doses d'opium : c'est là le *péritonisme* de Gubler.

Mais, cependant, la douleur qui a marqué le début du mal persiste, vive, intense, aiguë, lancinante, allant des lombes à l'aine ou des fesses à la cuisse, se localisant souvent dans la région péri-anale, donnant fréquemment aux malades « la sensation de l'accouchement par derrière », ressemblant parfois aux coliques expulsives de l'enfantement, simulant ailleurs les contractions douloureuses de l'intestin en souffrance, mais presque toujours assez violente pour immobiliser la malade sur son lit, lui défendre tout mouvement, lui faire repousser la main exploratrice du médecin, craindre le plus petit attouchement, et dans quelques cas, rejeter loin d'elle jusqu'aux couvertures qui la protègent. Et chaque fois que surviennent les besoins de la miction ou de la défécation, les souffrances augmentent ; souvent même ces fonctions sont difficiles ou impossibles ; les malades n'urinent qu'à la sonde et ne vont à la selle que sous l'influence des lavements purgatifs. En passant, nous devons signaler une remarque, qui nous a été faite par le Dr Sébileau, à savoir qu'il pouvait se produire dans ce cas une sorte *d'urination par regorgement* dont le médecin doit être prévenu. La vessie, remplie d'urine, se contracte, il s'écoule une certaine quantité de liquide. Comme les besoins réapparaissent souvent et que chacun d'eux est suivi d'une contraction effective, on est tenté d'attribuer l'irritation vésicale aux phénomènes du voisinage, et l'on pense, qu'en somme, l'excitation est normale. Il n'en est rien, la vessie se contracte souvent et douloureusement, mais, pour ainsi dire, à faux : elle est impuissante. Cathétérisez la femme après une miction, et la sonde donnera issue à un demi-litre d'urine et plus.

Il faut sans doute dans la pathogénie de ces troubles viscéraux attacher une égale importance à la paralysie des muscles lisses de l'appareil urinaire et intestinal et à la compression plus ou moins violente que subissent, de la part de l'épanchement, les organes du pelvis inférieur. Cette compression, d'ailleurs, s'exerce indifféremment sur les uns et les autres : telle malade meurt d'urémie, dont les uretères sont oblitérés par pression du caillot, et telle autre présente un œdème du membre inférieur et de la vulve dont l'appareil vasculaire ne laisse plus au sang de la circulation en retour son libre passage dans les veines. Et les douleurs de l'anus, et la sciatique, et les élancements dans la cuisse, et l'écoulement sanguin vulvaire lui-même qui accompagne si souvent l'hématocèle, ne sont pas autre chose que le résultat de la compression des nerfs contre la paroi osseuse du bassin, et de l'utérus contre la symphyse pubienne. Les malades, du reste, en font elles-mêmes, pour ainsi dire, l'expérience. Mme X... (Obs. II) souffrait tellement dans le décubitus dorsal qu'elle était obligée de se coucher ou plutôt de se faire coucher de temps à autre sur le côté. La douleur se déplaçait alors et de la région péri-anale et fessière où elle était si vive, passait à la cuisse et aux lombes du côté sur lequel portait le poids du corps. Dans ces changements de décubitus, pendant les premiers jours de l'affection, cette malade signalait une sensation particulière que nous n'avons vue mentionnée nulle part et qu'il est bon d'indiquer : « Il me semble, disait-elle, que dans le fond du ventre, quand je change de position, il coule quelque chose vers le côté sur lequel je me couche. » C'était sans doute la partie liquide de l'épanchement qui abandonnait le caillot, obéissant aux lois de la pesanteur, à la façon du sérum ascitique. Du reste, on pourra lire qu'au moment de la seconde poussée d'hématocèle qui s'est produite chez elle, cette dame a perçu très nettement son hémorrhagie interne, et qu'elle a pu l'annoncer avant que la syncope qui l'a suivie ne l'ait rendue certaine.

Le tableau reste le même, pendant quelques jours ; puis les souffrances s'apaisent ; elles perdent tout au moins leur caractère d'acuité et de *lancinance* pour devenir sourdes et profondes, et permettent alors seulement un examen clinique qui, durant les premières phases du mal, doit, la plupart du temps, rester incomplet.

Le palper abdominal réveille de la douleur quand on l'exerce profondément. D'ordinaire, il ne fournit aucun élément au diagnostic, à moins que l'hématocèle ne soit le résultat d'une ancienne pelvi-péritonite ou d'une salpingite, dont on peut alors sentir profondément les saillies, l'empâtement et le plastron. Quelquefois, au-dessus du pubis, une masse dure, immobile, médiane, résiste au doigt ; c'est l'utérus que le coagulum figé dans le petit bassin, applique sur la symphyse, en étouffant la vessie. Exercée en arrière, sur la région périnéale postérieure, la palpation fournit quelquefois au médecin une notion qui n'a pas, croyons-nous, été signalée encore et que le Dr Sébileau a nettement observée chez celle de ses malades qui fait le sujet de notre observation II : entre l'ischion et la pointe du coccyx, à la base de la région fessière, la pression, même faite avec un seul doigt, provoque une douleur vive, aiguë, qui chez la patiente détermine un réflexe de propulsion du bassin en avant, « comme si un clou lui entrait profondément dans les chairs ».

Le toucher vaginal est d'ordinaire très douloureux : aussi faut-il, dès les premiers jours, se contenter d'une exploration rapide et imparfaite. En résumé, toutes les modifications apportées par la présence de l'hématocèle à la disposition apparente, clinique, de l'appareil génital interne, peuvent se résumer dans ces trois propositions : 1° l'utérus est fixe ; 2° il est en antéversion forcée ; 3° le cul-de-sac postérieur est plein et descendu.

L'utérus est fixe : ce n'est pas qu'il s'agisse ici de néomembranes, d'adhérences et de pelvi-péritonite, mais les organes sont trop à l'étroit maintenant dans l'infundibulum pelvien, comprimés les uns et les autres par le coagulum, ils perdent toute leur mobilité dans la cavité où ils se déplacent d'habitude dans une certaine limite. Il ne faut pas dire que l'utérus est *fixé*, il est *fixe*, ou si l'on veut, il est *immobilisé*. Fixé, il ne l'est que quand il y a ou qu'il y a eu de l'inflammation péritonéale. Et, nous le répétons, ce n'est pas ici le cas. Pour la même raison, la matrice est portée en avant, le long du pubis, le col, repoussé également par la tumeur, se trouve comme le corps sur lequel il ne peut basculer, déjeté dans le même sens. Là, il confine à la tumeur avec laquelle il paraît se confondre et dont il n'est ordinairement séparé que par un sillon peu marqué où le doigt ne s'introduit pas toujours facilement, en raison de la douleur provoquée par l'exploration. Ce sont là des notions qu'il est bon de connaître, et qui expliquent aisément l'embarras où se trouvent ceux qui, pour les premières fois, pratiquent le toucher vaginal chez des femmes atteintes d'hématocèle rétro-utérine. Au fond du vagin dont l'exploration n'est pas toujours aisée, le seul point de repère est le col utérin ; on devine alors de quelle difficulté devient l'examen pour les débutants, quand en partie confondu avec la masse morbide, le col n'existe plus ou paraît ne plus exister. Chez les deux malades dont nous rapportons l'histoire clinique, il est à noter qu'après quelques jours de maladie, le col s'était ramolli, et qu'il donnait au doigt la sensation du col d'une multipare en grossesse. Cette modification de la portion cervicale de l'utérus est-elle constante ? Nous l'ignorons. Peut-être faut-il attribuer à des troubles circulatoires de l'organe qui moins vasculaire et moins rempli de sang perdrait sa consistance ordinaire. Nous ne donnons cette interprétation que pour ce qu'elle vaut. Aussi bien n'est-on pas exactement renseigné sur les causes du ramollissement du col pendant la grossesse. En arrière de lui, le cul-de-sac postérieur bombe dans le vagin, et y forme une tumeur arrondie, de volume variable, qu'on trouverait molle, dépressible, et fluctuante, si on la palpait quelques instants après l'hémorrhagie, mais qui ne tarde pas à prendre une consistance ferme, donnant au doigt, d'après certains auteurs, la sensation d'une masse élastique et pâteuse, au sein de laquelle éclateraient, sous la pression, des bouffées de crépitations sanguines. Ce serait, à notre avis, se méprendre que de croire qu'il y a véritablement dans ces caractères de la tumeur quelque chose de comparable à ceux que l'on constate en examinant un caillot sanguin, ou même en explorant un épanchement sous-cutané.

Ce qu'il faut dire, et ce qui est vrai, c'est que la tumeur est dure : le caillot est, pour ainsi dire, à haute pression dans ce bassin étroit où il ne comprime les organes que sous le bénéfice d'une égale compression qu'il subit de leur part. On dit quelquefois que la masse hématocélique est ferme et résistante parce qu'elle est enkystée : c'est là, croyons-nous, une erreur, au moins pour certains cas ; ou, si l'on veut, cette interprétation est juste, et nous l'acceptons, mais sous la condition qu'on voudra bien nous concéder qu'un caillot, enfoui dans le cul-de-sac, n'est pas un corps étranger voyageur, qu'il y est fixé et qu'il est, pour ainsi dire, enserré dans la cavité pelvienne. Enkysté dans un sac à parois néomembraneuses, ou enkysté entre les lames osseuses de l'infundibulum pelvien : c'est tout un, au point de vue clinique. Et c'est précisément pour cela que, dans tous les cas, qu'il y ait ou non pelvi-péritonite, le cul-de-sac postérieur qui bombe dans le vagin, est dur, peu élastique et peu dépressible.

Du vagin, le doigt sort, d'habitude, souillé de sang plus ou moins coloré, auquel se mêle une quantité variable de mucus, de sérosité ou de pus, suivant les cas; ces sécrétions sont ou non fétides.

Le toucher rectal confirme, sans en donner de nouveaux, les renseignements fournis par le palper intravaginal. En avant du rectum, aplati en fourreau de sabre, le long du sacrum, et dont l'ampoule est souvent remplie de matières fécales dures, le doigt rencontre une tumeur de volume variable, et de consistance ferme, dont il est difficile de limiter le contour supérieur, et dont la pression, ordinairement douloureuse, détermine généralement chez la malade, un pressant besoin d'uriner.

ÉVOLUTION CLINIQUE — TYPES MORBIDES

Telle se présente, et telle se diagnostique l'hématocèle rétro-utérine, arrivée à cette phase de son évolution, qu'on peut par appellation schématique, désigner sous le nom de *période d'état*. Mais la description que nous avons faite des symptômes, ne saurait donner une idée vraie de la maladie ; tout l'intérêt de celle-ci réside dans la marche à laquelle elle est soumise et qui, comme on va le voir, est très variable, suivant les cas.

Il existe, en effet, plusieurs types cliniques de l'hématocèle. Pour mieux les distinguer, nous leur donnerons les noms d'hématocèle cataclysmique, d'hématocèle simple, d'hématocèle suppurée.

Ces femmes qui, tout d'un coup, sont frappées de syncope, à la suite d'une abondante hémorrhagie interne, subite ou annoncée par quelques troubles prémonitoires, et qui meurent au milieu de ce cortège de symptômes qui sont l'expression de l'anémie cérébrale aiguë, ces femmes succombent à ce qu'on a depuis longtemps appelé l'*hématocèle cataclysmique*.

Il est bon de faire remarquer ici que cette classe peut se diviser en deux variétés : certaines hémorrhagies sont foudroyantes d'emblée, d'autres au contraire s'apaisent ; la malade se relève, reprend ses sens qui l'avaient abandonnée : on la croit sauvée ; elle semble avoir échappé au premier danger grave entre tous, mais exceptionnel en réalité, de son affection, et voilà qu'un, deux, trois jours plus tard, elle tombe de nouveau, mais cette fois pour ne plus se relever : C'est là l'*hématocèle cataclysmique secondaire*, l'autre, la première, c'est l'*hématocèle cataclysmique primitive*.

Voici maintenant comment se comporte ce que nous appelons le *type simple* de l'hématocèle rétro-utérine. Nous nous empressons de répéter ici que son évolution n'est compatible qu'avec l'asepsie complète, ou si l'on veut, la non infection du péritoine et de l'épanchement,

Pendant trois, quatre ou cinq jours, les douleurs persistent, vives et intolérables dans quelques cas, plus clémentes chez d'autres malades, puis, elles deviennent sourdes, compressives, et disparaissent vers le huitième ou dixième jour presque complètement. Le péritonisme est de courte durée; il peut même non pas peut-être, faire défaut, mais être singulièrement réduit et se borner à une sorte d'hyperexcitabilité de la séreuse, qui se défend contre l'exploration de la main, par une contraction vive et forte de la sangle musculaire de l'abdomen. Pas de nausées; pas de vomissement, ni non plus cet ensemble de réflexes sympathiques qui constitue aux vraies lésions de la séreuse abdominale, un cachet clinique si particulier.

Tandis qu'ainsi marche la maladie, la patiente reste apyrétique; à la suite de la réaction péritonéale la température s'élève un peu, marque 38°, 38°,5 au maximum, mais, en l'espace de vingt-quatre heures, quarante-huit au plus, la chute s'opère, et désormais le thermomètre n'oscille plus qu'entre les chiffres physiologiques. Cette fièvre, si courte et si légère, n'est pas, à notre avis, de nature infectieuse. Tout n'est pas bien connu aujourd'hui, en matière de thermogénie. Nous savons pourtant, et nous bornerons là cette discussion physiologique, quelle part importante revient au système nerveux dans la production de la chaleur animale; n'est-ce donc pas à cette éclosion de symptômes réflexes portant sur le système sympathique et qui ont leur origine dans le péritoine, qu'il faut attribuer l'élévation légère de la température, qui se manifeste presque fatalement dans la première période de l'hématocèle rétro-utérine.

A dater du huitième jour, disions-nous, les symptômes s'amendent en effet, les douleurs diminuent, puis disparaissent; l'état général s'améliore; les forces, un peu déprimées, se relèvent; la constipation est moindre; la miction qui était impossible, est maintenant naturelle, l'écoulement vaginal cesse, et si l'on pratique le toucher vaginal, on est frappé chaque jour de voir la tumeur diminuer de volume, perdre sa consistance, remonter pour ainsi dire dans l'abdomen, et disparaître enfin complètement sans laisser la moindre trace dans le cul-de-sac postérieur, pour permettre à l'utérus de reprendre la place dont l'avait chassé le coagulum sanguin. Et tout cela s'opère à froid, sans bruit, sans crise, en quinze ou vingt jours. La malade se lève alors, commence à marcher, et en moins d'une semaine, reprend ses occupations et sa vie. Il n'y a pas un mois que le mal a débuté et rien déjà ne peut plus indiquer, ni dans l'état local, ni dans l'état général de la femme, le processus qui vient d'évoluer. L'une des malades dont nous parlons se livrait à l'homme sans douleurs et sans conséquence néfaste, dix-huit jours après le début de son hématocèle. L'autre qui avait été moins malade, mais qui sans doute était plus patiente, attendait la quatrième semaine, et à cet égard, comme pour la première, le traumatisme et l'excitation génitale n'eurent au point de vue de sa maladie, aucune suite fâcheuse.

Tel est le type clinique que nous n'avons pas trouvé décrit dans les livres, et qui, nous en avons la conviction, est le type vrai de l'hématocèle survenant chez des malades à péritoine sain et traitées dans des conditions telles que toute infection du coagulum par la voie utéro-tubaire soit impossible. En écrivant que c'est là le type de l'*hématocèle à venir*, nous exprimerons d'un mot, peut-être étrange, le fond de notre pensée, que nous résumons dans ces quelques lignes : quand le traitement de l'hématocèle aura comme tous les autres, bénéficié des progrès de l'antisepsie chirurgicale, l'affection sera moins longue et moins grave qu'elle n'était autrefois; son pronostic immédiat et celui de ses conséquences s'éclairciront singulièrement.

Nous serons bref sur les deux dernières formes de l'hématocèle rétro-utérine, la forme enkystée, et la forme suppurée, qui, toutes les deux, sont longuement décrites dans les livres classiques.

Lorsque les douleurs profondes, compressives, persistent longtemps, que la tumeur se résorbe avec peine, que l'utérus reste immobilisé dans le petit bassin par la masse morbide, que la fièvre se déclare, légère mais continue, persistant pendant plusieurs jours ou plusieurs semaines, c'est qu'alors la séreuse ayant subi l'infection, s'est enflammée et qu'elle a constitué à l'épanchement une barrière de néomembranes conjonctives, peu aptes à la résorption du caillot. Il s'ajoute alors aux lésions premières de l'hématocèle les lésions de la pelvi-péritonite avec toutes leurs conséquences : déviations utérines, ectopies pathologiques de l'ovaire, de la trompe, troubles de l'ovulation, de la menstruation, douleurs du coït, gêne de la marche, etc., etc.

C'est de ces hématocèles que M. Poncet a pu écrire :

« D'après le relevé de nos observations la durée moyenne a été de trois à quatre mois; mais souvent les malades ont quitté l'hôpital avant la guérison complète. Lorsque l'hématocèle a été volumineuse, pendant un temps fort long, on constate des restes de la tumeur et une diminution dans les mouvements de l'utérus qui conserve quelquefois une fixité complète. MM. Letenneur et Courty ont noté la persistance d'un noyau d'induration dans le cul-de-sac de Douglas deux ans après le début des accidents. » Et encore, y a-t-il des cas où il reste, dans le petit bassin, une sorte de cavité kystique en communication avec l'appareil génital interne, qui chaque mois se remplit de sang, se vide par l'utérus et le vagin, puis se remplit de nouveau, jusqu'au jour où la poche s'infecte, s'enflamme et se perfore ; le contenu se fraye une voie à travers un organe voisin, ou fait irruption dans le péritoine et y détermine le développement d'une phlegmasie rapidement mortelle.

Parfois la tumeur, au lieu d'évoluer plus ou moins rapidement, comme dans les premiers types vers la guérison, devient le siège de douleurs vives et lancinantes, tandis que la fièvre s'allume, que des frissons apparaissent, qu'il se développe une cystite douloureuse ou une rectite dysentériforme. C'est le *type suppuré de l'hématocèle*. Puis les symptômes généraux s'amendent rapidement, dès que la collection est formée, et l'on voit, suivant les cas, le pus perforer la paroi rectale, le vagin, la vessie, le péritoine, déterminant dans chacun de ces organes telle complication qu'expliquent facilement sa nature et ses fonctions. Et si la mort n'a pas été, comme il arrive souvent pour les ruptures intra-péritonéales, la conséquence de l'ouverture de l'abcès hématocélique, alors apparaissent bientôt des phénomènes d'infection générale et de septicémie, à moins que, comme il est malheureusement trop rare de l'observer, la poche, par l'orifice puisse, sans s'infecter davantage, se vider entièrement et guérir à la manière d'un abcès ordinaire en donnant ou non naissance à une fistule purulente.

C'est ordinairement dans ces cas que se développent les *hématocèles à répétition,* dont nous avons parlé précédemment, sortes de kystes hémato-purulents qui se vident et s'emplissent alternativement, laissant presqu'à tous les mois, échapper leur contenu par une fistule cutanée, rectale, vaginale ou vésicale. On dit alors et à juste raison que « la malade a ses règles dans son ventre ».

TRAITEMENT

Contre les lipothymies et la syncope qui accompagnent l'hémorrhagie hématocélique, il faut se comporter comme on le fait dans tous les cas où une perte plus ou moins considérable de sang détermine des phénomènes d'anémie cérébrale. Il n'y a rien ici qui soit particulier à l'hémorrhagie intra-péritonéale et à ses conséquences : il faut aller vite au plus pressé ; placer en bas la tête de la malade, la souffleter, la réchauffer, l'exciter par des injections sous-cutanées d'éther.

Puis, lorsque le péritonisme a éclaté, qu'il y a des douleurs, des vomissements, des nausées, une indication s'impose avant tout : donner de l'opium. C'est bien là le médicament par excellence ; la glace intus et extra, les topiques émollients, tous les autres moyens conseillés ne sont que des accessoires. La dose à prescrire est variable : à cet égard, c'est l'intensité de la douleur qui commande la quantité. Le vieux précepte de Sydenham est plus vrai pour les maladies péritonéales que pour n'importe quelles autres : « A quelqu'un qui souffre comme cinq, il faut donner de l'opium pour qu'il dorme comme un. »

Et cela fait, il faut s'occuper le plus tôt possible de l'épanchement. Nous nous sommes suffisamment expliqué sur l'évolution clinique de la maladie pour qu'on puisse comprendre, sans plus amples détails, le sens de ces trois propositions qui renferment toutes les indications à remplir, suivant la période de la maladie :

1° Il faut prévenir la contamination de l'épanchement ;

2° Il faut l'arrêter, si elle a déjà commencé ;

3° Il faut vider le cul-de-sac et le désinfecter, pour ainsi dire, à ciel ouvert, si l'infection s'est opérée et si elle a amené la transformation purulente de l'épanchement.

Pour prévenir ou arrêter l'infection, il n'y a qu'un moyen : faire avec soin l'antisepsie du vagin et de l'utérus. Voici comment ont été traitées les deux malades dont le docteur Sébileau nous a donné l'observation. Dès le premier jour de l'hématocèle ont été pratiquées deux ou trois fois par jour, et cela, jusqu'à la résolution complète de la maladie, des injections vaginales très chaudes et antiseptiques. Le sublimé, le biiodure, l'acide phénique peuvent être employés et jouissent ici comme ailleurs de leurs propriétés si justement réputées : mais il est une substance dont l'emploi nous paraît très facile et que nous recommandons : c'est le *naphtol*. On formule une solution ainsi composée :

Naphtol β	15 grammes
Alcool	300 —

puis, on jette dans un litre d'eau préalablement bouillie et filtrée une cuillerée à café de cette solution qui a le double avantage d'être d'un prix modeste et de permettre d'une façon générale aux malades et à leur entourage de faire une bonne antisepsie sans l'encombrement de bouteilles qui est, d'habitude, le corollaire de toute précaution de ce genre.

Ces injections doivent être faites autant que possible par le médecin : celui-ci doit au moins en pratiquer une lui-même, à moins que la malade n'ait autour d'elle quelqu'un capable de le remplacer sans inconvénient.

Il ne s'agit pas, en effet ici, d'une injection vaginale ordinaire : il faut introduire le doigt dans le vagin jusqu'aux lèvres cervicales, et sur ce doigt glisser une canule jusque dans l'orifice externe du col, dans la cavité duquel on fait, en manœuvrant très prudemment, pénétrer l'instrument le plus avant possible. Chez les nouvelles accouchées, on aborde facilement la cavité du corps. Chez quelques femmes dont le col est assez ouvert, une canule à extrémité fine peut aussi franchir l'isthme utérin, chez les autres, elle s'y arrête ; mais le liquide de l'injection passe facilement dans le segment supérieur de l'organe. Il est inutile d'ajouter que les instruments employés de même que les mains du médecin ou du garde-malade, les éponges qui lavent les parties génitales externes doivent être soigneusement détergés, lavés et antiseptisés ; ce sont là des règles passées maintenant dans le domaine commun, et sur lesquelles il est inutile d'insister.

Après l'injection, il faut introduire dans le vagin un ou deux tampons de gaze iodoformée ou salolée enduite de vaseline de même nature : ces tampons ne doivent pas être volumineux, car il importe qu'ils ne s'opposent pas à l'issue du liquide sanguin qui sort quelquefois du col ; il convient de les laisser en place jusqu'au moment où on pratiquera la nouvelle injection.

Si ces moyens si simples et si excellents ne réussissent pas, soit qu'ils aient été employés trop tard ou qu'on n'ait pas apporté dans les soins qu'ils nécessitent toutes les précautions désirables, il faut ouvrir le foyer, le vider et le désinfecter. En pareille matière, le thermomètre est le vrai juge de l'intervention.

Quand la température monte pendant plusieurs jours, et que concurremment à la fièvre, existent des frissons, des douleurs vives, lancinantes, que le vagin est chaud, et œdémateux, que le cul-de-sac postérieur est douloureux à la pression, et présente des battements, l'intervention chirurgicale est devenue nécessaire. Au besoin, on peut parfaire le diagnostic par une ponction exploratrice pratiquée à travers le cul-de-sac postérieur à l'aide d'une canule parfaitement aseptique et assez grosse pour ne pas être oblitérée par les grumeaux du pus.

Il est donc démontré que la transformation purulente s'est opérée ; dans la grande cavité péritonéale, une autre cavité s'est constituée, remplie de pus, mais séparée de l'aure par des fausses membranes plus ou moins épaisses, il faut ouvrir la seconde tout en ménageant la première. Deux procédés peuvent être employés à cet effet : dans le premier, le plus simple, on incise, soit au bistouri, soit au thermocautère (qui nous paraît dans ces cas préférable) la paroi du cul-de-sac postérieur, au point où bombe la tumeur.

Dans le second, on pratique au-dessus de l'arcade crurale une plaie ressemblant à celle qui permet d'aller lier l'artère iliaque. On sectionne le grand oblique, on séparé de l'arcade le petit oblique et le transverse, puis décollant le péritoine de la paroi pelvienne, on chemine ainsi entre la séreuse et les organes sous-jacents jusqu'à ce qu'on soit arrivé ainsi sur l'abcès qu'on ouvre alors largement à l'aide du bistouri ou mieux du thermo-cautère.

Dans un cas, comme dans l'autre, on introduit au fond de la cavité un gros drain, non perforé de trous, et de suite, par la lumière de ce tube, on fait passer dans la cavité de l'abcès plusieurs litres de liquide antiseptique. Deux ou trois fois chaque jour, les mêmes soins sont répétés jusqu'à ce que la diminution de la suppuration permette peu à peu de raccourcir, de diminuer, puis de faire disparaître le drain, et de cesser enfin toute injection dans la cavité de l'abcès qui dès lors bourgeonne et se comble. Il est inutile d'ajouter que des pansements antiseptiques soignés et volumineux sur la paroi abdominale, ou bien un tamponnement vaginal renouvelé, empêcheront la réinfection de l'abcès par l'envahissement, à la faveur de l'orifice du tube, de micro-organismes de l'air.

Il est difficile de dire qui de l'incision vaginale ou de la laparotomie sous-péritonéale constitue le meilleur procédé : peut-être l'incision abdominale est-elle plus chirurgicale, plus apte à permettre l'antisepsie ; mais il faut avouer que c'est là une méthode d'exécution bien plus difficile. Il faut être initié aux choses de la chirurgie, pour aller, sans crainte et sûrement, le long du bassin, sous le péritoine, à la recherche d'une collection purulente qui est cachée si profondément, et qu'on n'atteint quelquefois qu'après avoir blessé la séreuse. Il n'en est plus ici comme des inflammations et des hématocèles sous-péritonéales qui viennent toutes ou presque toutes, après quelques jours d'évolution, former plastron et pointer vers la paroi près de l'arcade crurale, s'offrant, pour ainsi dire, au bistouri du chirurgien.

Aussi pensons-nous que l'incision vaginale, à la condition toutefois qu'elle soit pratiquée avec de grandes précautions et que l'observance d'aucune règle antiseptique ne soit négligée, constitue, au moins dans la majorité des cas et pour la majorité des chirurgiens, la méthode de choix. Elle est plus sûre, moins dangereuse, et surtout plus facile : voilà pourquoi nous lui donnons la préférence.

OBSERVATIONS

Observation I (inédite) (1). — Je suis appelé le 6 janvier par mon élève et ami M. Portillo, externe des hôpitaux, auprès de Mme X., rentière, âgée de 27 ans.

Voici les renseignements qui nous sont fournis, dès ce jour, par notre confrère, sur les antécédents de la malade et sur le début de son affection :

Mme X. a été, pour la première fois, réglée à 20 ans; ses menstrues ont toujours été régulières mais douloureuses. Elle a eu deux enfants, après des accouchements normaux et faciles : elle a fait une fausse couche de deux mois il y a un an environ. Elle jouit d'une bonne santé constante, mais dit avoir souffert à 20 ans d'une métrite aiguë de quelques jours de durée.

Le début de ses dernières règles, remarquables par leur longue durée, avec des suppressions, plus ou moins prolongées, et accompagnées de douleurs assez violentes, remonte au 21 décembre 1889.

Elle traîna ainsi jusqu'au 2 janvier. A ce moment, elle vint nous parler de son état, et nous lui conseillâmes de rentrer chez elle, d'éviter toute fatigue, et de se tenir complètement au repos.

Trois jours après, le 5 janvier, nous sommes appelés à la hâte, auprès de la malade.

A notre arrivée chez elle; nous la trouvons en proie à des douleurs abdominales violentes, la face grippée, pâle.

(1) Cette observation a été rédigée par les soins du Dr Sebileau d'après des notes très exactement prises, jour par jour, par notre collègue M. Portillo, externe des hôpitaux, que nous sommes heureux de remercier ici de l'empressement qu'il a mis à nous être agréable.

En l'interrogeant elle nous raconte que : le matin en se levant, et au moment de faire sa toilette, elle a été prise brusquement de frissons, sueurs froides, avec défaillance générale, sans cependant avoir perdu connaissance. L'apparition subite de douleurs excessivement violentes avec irradiations du côté des lombes, et sensation de pesanteur, irradiation du côté du rectum, lui permirent à peine de regagner son lit.

Nous poussons plus loin notre interrogatoire et voici ce que la malade nous raconte :

La veille comme elle se sentait un peu mieux, ayant pris du repos pendant 24 heures, elle sortit et ne rentra qu'après une longue fatigue. Elle eut des rapports sexuels, et prit une injection *froide*, malgré la persistance des règles.

L'inspection locale nous montre le ventre très légèrement ballonné.

Les *palper et percussion abdominale* sont absolument impraticables à cause des douleurs qu'éprouve la malade, à la moindre pression exercée sur les parois, et spécialement au niveau de l'hypogâstre.

Le *toucher vaginal* nous montre (*examen pratiqué à midi*) l'utérus difficilement accessible, peu mobile, dur, l'orifice externe béant, ses lèvres elles-mêmes très dures aussi. Les *culs-de-sac* nous semblent absolument libres.

D'autre part, l'hémorrhagie utérine persiste, pas très abondante cependant.

Le *pouls* est petit, régulier, 90 pulsations par minute. Petits frissons, nausées, soif vive.

Pas de vomissements.

Traitement. — Cataplasmes chauds, et laudanisés sur le ventre. Champagne frappé. Petits morceaux de glace. Deux injections sous-cutanées de morphine, d'un demi-centigramme, et à une heure d'intervalle. Injection vaginale émolliente, et boriquée à la température de 45°.

Le soir à 7 heures, nous retournons voir la malade. A peu près même état ; la malade est un peu plus calme, somnolente.

Le *pouls* reste petit, régulier, 100 pulsations.

La *température* est de 38°,2.

Le *palper* étant toujours très douloureux, nous renonçons à le pratiquer.

Au *toucher vaginal* le *vagin* est chaud; *utérus* se présente avec les mêmes caractères que lors de notre premier examen. Les *culs-de-sac*, antérieur et latéraux sont absolument libres, mais nous constatons derrière le col, dans le *cul-de-sac postérieur* une tumeur, du volume d'une petite noix, très molle, se laissant déprimer facilement, très douloureuse à la moindre pression.

Notre doigt sort du vagin, souillé par un liquide sanguinolent et fétide.

C'est alors que nous formulons notre diagnostic, et nous pensons à l'existence d'une *hématocèle rétro-utérine*, au débu de son évolution.

Étant donnée la fétidité du liquide souillant notre doigt, nou nous appliquons plus que jamais à pratiquer une antisepsi locale, aussi rigoureuse que possible, et nous administrons *nous-même* une 2e injection vaginale, chaude et antiseptique Nous voyons la malade, pour la 3e fois dans la journée. Mêm état. 3e *injection vaginale*. Injection sous-cutanée d'un centigr de morphine, quelques instants après la malade est très soulagée.

Nous conseillons le repos et le calme le plus absolu. Continuer les cataplasmes laudanisés, le champagne et la glace.

Palper : Très douleureux.

Tel est le récit que me fait, auprès du lit de la malade, l Dr Portillo. Je la trouve pâle, fatiguée, les traits un peu tirés elle souffre beaucoup moins, mais n'a pas reposé de la nuit. J'essaie avec beaucoup de douceur de pratiquer le palper abdominale : mais les muscles, en vigilance, se contractent sous l main exploratrice dont les manœuvres provoquent des douleur vives : il semble cependant que depuis hier, au dire de mon confrère, l'hyperexcitabilité ait diminué. Dans le cul-de-sac pos térieur je trouve une masse volumineuse, mollasse, refoulant l'utérus en avant et séparée du col, dur et entr'ouvert par un sillon au niveau duquel l'introduction du doigt et la pression déterminent de la douleur : la tumeur qui bombe fortement dans le vagin est dépressible : la matrice est presque immobilisée. Toute manœuvre destinée à explorer sa mobilité fait souffrir la malade. Du vagin s'écoule un liquide sanguinolent, rouge, assez fétide.

Il n'y a pas d'élévation de la température : le pouls, régulier et assez fort, bat à 80 pulsations : la constipation est absolue : la miction se fait sans de trop grandes difficultés. Les douleurs sont, au total, quand la malade est au repos, peu vives et occupent l'hypogastre d'où elles irradient vers les cuisses et les lombes.

Je confirme absolument, devant ce cortège de symptômes, le diagnostic de mon confrère, et j'institue, de concert avec lui, le traitement suivant : Lavement purgatif. Surveiller avec soin la fréquence et la quantité des mictions.

Trois injections vaginales très chaudes (45°) seront faites dans le cours de la journée, avec une solution de naphtol : la canule sera, le long du doigt, introduite jusque dans l'orifice externe du col, entre temps, on placera à demeure dans la cavité vaginale deux tampons peu volumineux de gaze iodoformée enduite de vaseline boriquée. Le repos le plus absolu sera gardé. Les douleurs seront calmées par des injections de morphine au 50e. Du lait glacé formera la seule alimentation. Sur le ventre seront placés des cataplasmes très chauds fréquemment renouvelés pour éviter toute fermentation de farine de lin, sous lesquels la peau sera enduite d'une forte couche d'onguent napolitain belladonné.

Voici d'après les notes du Dr Portillo, prises chaque jour, après l'examen en commun, les détails de l'évolution de la maladie.

7 janvier. *État général.* — Très amélioré. Souffre moins. Pouls régulier. 68 pulsations. Température normale.

Plusieurs selles à la suite du lavement purgatif. La miction est facile et non douloureuse.

Toucher vaginal. — Moins douloureux. Tumeur, reste stationnaire, mais elle est devenue dure, résistante et rénitente.

Le *palper abdominal* reste encore un peu douloureux.

L'écoulement sanguin tend à diminuer et la fétidité est beaucoup moins forte.

Traitement. — On continue la désinfection du vagin à l'aide des injections, et des tampons de gaze iodoformée. Une seule injection de morphine d'un centigramme dans la journée. Lavement glycériné.

8 janvier. *État général.* — Continue à s'améliorer. Température normale.

État local. — Reste le même, mais *toucher* et *palper*, sont bien moins douloureux. On peut en déprimant fort la paroi sentir l'utérus au-dessus du pubis.

La fétidité du liquide a complètement disparu.

La malade commence à manger.

Traitement. — On continue à pratiquer l'antisepsie vaginale. Pas de morphine.

Le soir une pilule de 0,05 centigrammes d'extrait d'opium. Lavement glycériné.

Le 11. *État général.* — Bon, mais malade très énervée.

État local. — Reste stationnaire.

Même traitement. — On lutte contre la constipation par l'administration de lavements laxatifs.

Le 14. *État général.* — Excellent.

État local. — Depuis 2 jours la tumeur diminue notablement de volume, elle bombe moins dans le vagin et ses dimensions transversales se réduisent : sa consistance diminue et la pression sur elle ne détermine plus qu'une légère douleur : la matrice est mieux fixée.

Le *col* se ramollit, il est situé moins en arrière.

L'écoulement sanguin, qui depuis trois jours avait cessé, se montre de nouveau, mais sans provoquer des douleurs, ni aucun trouble fâcheux. La malade semble être en très bonne voie de guérison.

Le 16. L'écoulement sanguin continue. La tumeur est très réduite, à peine perceptible. L'utérus devient de plus en plus accessible.

Traitement. — Il est réduit aux injections antiseptiques, et aux tampons de gaze iodoformée.

Le 17. On ne sent plus trace de la tumeur. Du reste la malade va très bien.

Le 18. La malade continue à bien aller, mais dans l'après-midi, et à la suite d'un lavement purgatif elle est prise de coliques violentes, mais qui sont bientôt calmées, par l'application d'un cataplasme chaud, et quelques gouttes de laudanum à l'intérieur.

Le 19. Va très bien, mais le toucher est aujourd'hui un peu douloureux, et montre dans le cul-de-sac postérieur, une très petite élévation facilement dépressible.

Le 21. La malade va de mieux en mieux. Toute trace de tumeur a complètement disparu.

Fatiguée de rester au lit, et désire se lever, on lui accorde de s'étendre sur un divan pendant une heure ou deux, en lui conseillant beaucoup de prudence.

Le 24. Commence déjà à marcher dans l'appartement.

Le 25. Nous considérons la malade comme guérie et le 28, elle fait sa première sortie sans aucune conséquence fâcheuse.

6 février. Nous voyons la malade le 6 février : elle est en excellente santé. Elle a repris depuis quelques jours le cours de ses occupations : sans aucuns résultats fâcheux, elle a pu s'adonner au coït qu'elle a subi sans douleur.

Observation II (inédite) (1). — Je suis appelé le 6 janvier auprès de Mme X..., âgée de 25 ans, rentière, alitée depuis deux jours.

(1) Nous devons à l'extrême obligeance de notre ami le Dr Sébileau, l'observation inédite de cette malade qu'il examina et à qui il donna ses soins pendant tout le cours de sa maladie.

Cette dame, grande, forte, a mis au monde le 22 décembre dernier, après un travail de deux heures et un accouchement facile, un enfant mâle fortement constitué.

Appelé à ce moment déjà en consultation auprès de Mme X..., j'avais conseillé des injections vaginales au naphtol ; celles-ci avaient été régulièrement pratiquées : les lochies n'avaient aucune odeur fétide : elles étaient peu abondantes. Je tenais, du reste, de la sage-femme, que la délivrance avait été très régulière. Les suites de couches furent donc simples : il y eut cependant pendant deux jours de violentes tranchées utérines.

Mme X... a eu déjà, avant cet accouchement, deux enfants qu'elle a mis au monde avec facilité : jamais elle n'a présenté le plus petit trouble utérin : les règles ont toujours été régulières, assez abondantes, un peu douloureuses. Cette malade m'avait, du reste, été déjà adressée par un de mes confrères, il y a quelques mois, à un moment où, au début de sa grossesse présumée, elle souffrait d'une anémie profonde qui ne disparut qu'après quelques mois d'un régime reconstituant et d'un séjour à la campagne, loin de Paris.

J'avais alors examiné Mme X..., lui avais fait entrevoir la probabilité d'une grossesse et l'avais perdue de vue jusqu'au jour où je fus appelé près d'elle, le lendemain de son accouchement. Je dois dire qu'il m'avait été donné, à cette époque, de constater l'intégrité absolue de tout l'appareil génital profond.

Le 6 janvier dernier, je trouvais donc Mme X..., alitée, souffrant beaucoup : elle s'était levée, contre mes conseils, le 1er janvier, 11 jours après son accouchement et le 3 janvier avait eu « avec de grands ménagements », me dit-elle, des rapports avec son mari, précédés d'une forte excitation génitale. Le 4 et le 5 elle ressentit des douleurs assez étranges : debout, elle ne souffrait pas ; mais chaque fois qu'elle s'asseyait, elle ressentait autour de l'anus, une douleur violente qui s'irradiait dans la profondeur de l'abdomen, « comme si, un *clou était entré* ».

Puis, le 6, les douleurs s'étendirent à tout le ventre, et devinrent constantes ; la marche était devenue impossible ; la malade s'alita et me fit appeler.

Je l'examinais le soir. Je la trouvais pâle, les traits fatigués, les yeux excavés ; il n'y avait pas eu de sommeil depuis deux nuits ; des douleurs violentes, lancinantes, redoublant par instant, occupaient l'hypogastre et la région anale avec irradiation le long de la cuisse ; il semblait à la malade « *qu'elle accouchait par derrière* » ; le décubitus dorsal était impossible. Tout mouvement exaspérait les souffrances et arrachait des cris à la patiente ; elle urinait souvent et peu ; les efforts que nécessitait la miction étaient extrêmement pénibles.

Il y avait quelques nausées, mais pas de vomissements. La température était de 38° ; le pouls était un peu fréquent, pas trop déprimé : 90.

Il me fut impossible de pratiquer le palper abdominal ; le simple poids des couvertures était si pénible que Mme X... les rejetait loin d'elle. Le toucher vaginal m'indique la présence d'une collection à demi-molle, occupant le cul-de-sac postérieur qui fait une grosse saillie dans le vagin et qui semble se confondre avec le col encore ramolli et largement béant. Le doigt sort du vagin teinté d'un liquide rouge qui ne dégage aucune fétidité ; pendant deux jours, ceux qui ont précédé la maladie, l'écoulement s'était complètement supprimé. Dans le rectum les matières fécales dures, volumineuses sont accumulées au niveau de l'ampoule.

Je porte, sans prolonger davantage mon examen, le diagnostic d'*hématocèle rétro-utérine*. J'ordonne à la malade une forte dose d'opium et je fais continuer les injections intra-vaginales ; séance tenante j'en pratique une moi-même, en ayant soin d'introduire la canule jusque dans l'orifice du col. Je laisse à demeure dans le vagin un tampon de gaze iodoformée enduite de vaseline salolée.

Le 7 janvier. Je revois la malade le lendemain ; elle souffre davantage encore ; mais la nuit, sous l'influence de la morphine, a été un peu plus calme. La température est normale, le pouls fréquent, 100 ; le palper est impossible. Suffisamment renseigné sur la nature du mal, je ne pratique pas le toucher vaginal, et me contente de faire une injection, comme la veille. Frappé de la fréquence des mictions, je manifeste mes craintes à la malade et lui propose le cathétérisme qu'elle refuse. J'ordonne un lavement glycériné et conseille à Mme X... un repos absolu dans le décubitus dorsal, mais celui-ci est impossible. Chaque fois que la malade change de place elle éprouve « *la sensation de quelque chose qui coule dans le ventre* ». Opium, alimentation au lait et au bouillon, topiques émollients sur le ventre.

Le soir, l'état est le même : opium. Tout mouvement est terriblement douloureux et arrache des cris à la malade. Temp. 30.

Le 8. Je pratique le toucher vaginal ; une masse énorme, dure, remplit le cul-de-sac postérieur, et maintenant, en raison de sa consistance, se distingue fort bien du col utérin, mou et flexible déjeté en arrière ; la pression sur cette masse est douloureuse ; dans le rectum, plus rien. Par le toucher rectal je sens une tumeur très étendue, dure, à peine dépressible, dont je ne peux pas atteindre les limites supérieures ; le rectum est aplati par elle contre la face antérieure du sacrum. Le palper abdominal est impossible. Les douleurs de la région sacrée et de la cuisse sont plus vives que jamais. La malade est très fatiguée.

J'insiste auprès d'elle pour le cathétérisme vésical : elle y consent avec difficulté, et je retire de la vessie plus d'un demi-litre d'urine. Opium. Injection vaginale. Tampon d'iodoforme.

Le 9. Les douleurs sont toujours très vives. Mme X... est immobile dans son lit, incapable du plus petit mouvement ; seule l'administration de l'opium lui laisse quelques mouvements de répit. Elle veut uriner et ne peut pas. Je pratique le cathétérisme et laisse une sonde à demeure. Le palper est impossible. Le rectum s'est de nouveau rempli de matières fécales ; la tumeur présente les mêmes caractères. Temp. 37°.

Continuation du traitement.

10-11. Les douleurs diminuent constamment : Je peux pratiquer le palper abdominal et je sens sous la paroi l'utérus. La tumeur semble moins grosse, mais l'utérus est immobilisé, Par le toucher rectal, je la limite avec le doigt : elle paraît moins dure, mais le rectum est toujours comprimé.

Le décubitus dorsal est devenu possible : chaque fois qu'on exerce la pression de la région périanale, la malade se retire par un violent mouvement de propulsion du bassin et se plaint d'une vive douleur. Temp. normale : l'appétit renaît.

Le soir du 11 février, pendant ma visite, comme elle venait de dîner avec un blanc de poulet, Mme X... est prise d'un malaise général : « *il me semble, dit-elle, qu'on verse de l'eau chaude dans mon ventre* ». Puis, peu à peu, elle pâlit, s'affaisse sur son oreiller et pendant une heure entière reste sans connaissance. Je place la tête en bas. Je soufflette la face de la malade. Je pratique deux injections d'éther, très inquiet de l'issue de cette syncope prolongée. Enfin, la connaissance revient peu à peu et Mme X... s'endort après avoir repris à peine ses sens. Je reste auprès d'elle une partie de la nuit, surveillant le pouls, et me retire après minuit, en recommandant à son entourage de surveiller de près et de pratiquer de suite, avant de m'envoyer quérir, si pareille scène se reproduisait, une nouvelle injection d'éther.

Au moment où je quitte la chambre, le mari m'avoue qu'il a réintégré le lit conjugal la veille et que sa présence a déterminé chez sa femme une excitation génitale qu'il s'est refusé à satisfaire.

Le 12. La malade n'a conservé aucun souvenir de la scène de la veille ; elle se rappelle seulement cette étrange sensation du début, *le liquide chaud qui coulait dans le ventre*. Je l'examine : le cul-de-sac est rempli et bombé; par le rectum on sent une énorme masse occupant tout le petit bassin; il y a bien eu, en effet, une nouvelle hémorrhagie; du reste, par le vagin, il s'écoule une quantité beaucoup plus grande du liquide, du reste sans aucune fétidité.

Tous les symptômes de péritonisme du début ont réapparu; le palper est impossible. La malade est pâle, extrêmement fatiguée, elle souffre beaucoup. La température est à 37°.

Le 12-13-14-15. J'assiste à l'augmentation, puis à la diminution graduelle de tous les symptômes physiques ; les douleurs s'apaisent tout en restant profondes, sourdes, continues. Mais la constipation est absolue et la miction impossible ; la malade est sondée par son mari qui se montre très soucieux des soins antiseptiques que je lui ai enseignés.

J'ordonne une alimentation légère, mais réconfortante. Lavements purgatifs. Le soir, morphine. Je continue à voir la malade deux fois par jour.

L'état local n'est guère modifié ; une masse grosse, plus molle, occupe le cul-de-sac postérieur ; la pression y est moins douloureuse. Temp. normale.

Le 21. Le cul-de-sac est moins élevé, c'est à peine si l'on y trouve une petite tumeur, assez molle, mais douloureuse : l'utérus ne se sent plus à travers la paroi abdominale que par un examen profond. Les douleurs sont pour ainsi dire nulles. La malade urine seule depuis deux jours, mais les selles ne sont provoquées que par des lavements.

Le 23 janvier. Je trouve la malade bien, mais un peu fatiguée. Elle m'avoue que la veille elle a été « *approchée par son mari* » et que c'est à elle qu'en revient toute la responsabilité. Je pratique l'examen : l'utérus a repris sa position normale : le col n'est plus dévié. Je n'aperçois plus rien dans le cul-de-sac devenu complètement libre. La matrice est mobile et obéit au doigt qui la déplace en refoulant le col.

Je fais cesser l'introduction du tampon de gaze iodoformée : mais on continue deux fois par jour les injections vaginales au naphtol.

Le 24. Contre mon conseil, la malade se lève quelques instants.

Et les jours suivants, allant de mieux en mieux, elle quitte la chambre et fait sa première sortie le 26 : elle revient un peu fatiguée d'une promenade cependant bien courte. Elle se couche et les douleurs disparaissent.

Le 4 février elle fait un petit voyage d'une heure en chemin de fer, et le 6 février, quand je lui fais ma dernière visite, je la trouve en excellent état de santé. Les organes génitaux profonds ne portent plus trace de l'affection qui les a frappés, tout écoulement a disparu ; il reste de la constipation. Mme X... marche toute la journée, mais le soir se trouve un peu fatiguée. Je lui ordonne de l'arsenic, lui recommande plus de prudence qu'elle n'en a montrée jusqu'à ce jour, persuadé du reste, qu'elle ne tiendra aucun compte de mes recommandations.

« Le retour de couches » n'avait pas encore eu lieu, à la septième semaine après l'accouchement.

Observation III. — Jeune femme ayant eu trois grossesses antérieures ; après la troisième, elle avait présenté un ulcère du col ayant persisté plusieurs mois. En même temps, la malade avait des ménorrhagies durant huit ou quinze jours. Quinze jours après une époque menstruelle, elle éprouva une douleur vive dans le ventre sans métrorrhagie, accompagnée de fièvre et de frissons, pendant deux jours. Après cet accident, la santé redevient bonne, l'époque menstruelle suivante dure huit jours comme d'habitude ; mais, quinze à dix-sept jours après, la malade, après une course en voiture, est prise de douleurs extrêmement violentes, de vomissements répétés, d'anxiété ; enfin, de tous les signes de péritonite succédant à ceux d'hémorrhagie interne. Quelques jours après, on pouvait constater les signes évidents d'une hématocèle rétro-utérine. Cette malade présentait en outre des varices du membre inférieur droit et de la grande lèvre droite.

(Bernutz et Goupil. *Leçons cliniques sur les maladies des femmes*.)

Observation IV. — Femme de 35 ans ; pas de grossesses antérieures ; arrêt des règles le premier jour de leur apparition ; douleurs abdominales intolérables le soir à 5 heures.

Entrée à l'hôpital, le lendemain matin : pâleur mortelle, faciès hippocratique ; mort rapide.

Autopsie. — « A l'ouverture du péritoine, il sortit trois livres de sérosité sanguinolente ; le petit bassin était rempli de caillots sanguins. L'ovaire droit était converti en une masse ressemblant à du sang coagulé. » (Neuman, de Berlin, 1821, publiée en France dans la Bibliothèque médicale de Royer-Collard, t. LXXVIII, p. 113.)

(Résumée d'après JOUSSET.)

OBSERVATION V. — G..., âgée de 32 ans, entre le 3 septembre 1855, salle St-Charles, lit 13, service de M. Nonat.

Habituellement bien réglée, elle a un enfant de neuf ans. Veuve, elle a rompu son veuvage depuis deux mois. Après un retard de quinze jours, elle a été prise il y a trois semaines d'une métrorrhagie, peu abondante pendant quinze jours ; la femme peut continuer ses occupations, les douleurs étant très faibles.

Le 31 août, jour correspondant à l'époque, la perte devient plus considérable pendant trois jours avec une augmentation des douleurs.

Le 2 septembre, la malade a été prise d'une douleur très aiguë au bas-ventre, à droite, comparée par la malade aux douleurs qui précèdent l'accouchement.

Entrée le 3 septembre, les douleurs ayant augmenté.

Le 4 : face pâle, décolorée, yeux abattus, visage exprimant la souffrance ; tout le corps est décoloré. Le ventre est augmenté de volume et tendu ; il est beaucoup plus douloureux en bas qu'en haut. Matité complète au-dessus du pubis. Le toucher vaginal est très douloureux, le col est entr'ouvert, le doigt peut pénétrer dans sa cavité, l'utérus est un peu abaissé à gauche, et son col refoulé en avant sous la symphyse. A droite et en arrière existe une grosseur énorme, qui refoule en bas le cul-de-sac postérieur ; elle est fluctuante et entoure l'utérus à droite, en arrière et à gauche. A droite, elle est un peu moins fluctuante. Le toucher rectal fait constater la tumeur, qui occupe toute la région pelvienne, et est fluctuante. Soif vive, perte d'appétit ; nausées et vomissements ; selles douloureuses ; miction difficile et très douloureuse.

Dans la journée rétention d'urine ; cathétérisme difficile par compression de l'urèthre. Pouls à 145, petit, abdominal ; respiration gênée.

Le 5 septembre, état plus grave ; yeux excavés ; pouls à 160, misérable, filiforme.

Le 6 septembre, mort à deux heures de l'après-midi.

Autopsie. — A l'ouverture de l'abdomen, on trouve les intestins météorisés et refoulés à la partie supérieure. Dans la cavité péritonéale, au-dessus du bassin, on trouve environ trois à quatre verres de sang noir, liquide.

Nous constatons que les organes contenus dans la cavité pelvienne sont unis aux parois antérieure et postérieure de l'abdomen, immédiatement au-dessus du détroit supérieur du bassin, par des caillots sanguins abondants, noirâtres, dont quelques-uns plus blancs sont fibreux. Les caillots réunissent entre elles ces parties par *des adhérences* faciles à vaincre et qui, rompues, permettent de constater dans la cavité péritonéale du bassin la présence d'abondants caillots sanguins. Il existe des caillots dans le cul-de-sac vésico-utérin et surtout dans le cul-de-sac recto-utérin, où ils sont assez abondants pour refouler l'utérus en avant.

Lorsque le sang est enlevé, on aperçoit dans l'épaisseur du ligament large droit une tumeur rouge brun. Cette tumeur est formée de caillots sanguins au centre desquels est une petite cavité occupée par un œuf, dans lequel se trouve un fœtus de petite dimension.

L'utérus est plus volumineux qu'à l'état normal et le col est dilaté.

L'ovaire gauche est remplacé par une coque renfermant un caillot sanguin. On trouve une perforation, qui fait communiquer le cul-de-sac péritonéal recto-utérin avec le tissu cellulaire du ligament large gauche : par l'intermédiaire de cette perforation, les caillots sanguins, contenus dans la coque qui représente l'ovaire, communiquent avec ceux qui forment la tumeur sanguine dans le cul-de-sac recto-utérin. (Fleuriot, Bulletin de la Société anatomique de Paris, p. 399, 1855. Résumée d'après Jousset.)

Observation VI. — Une domestique âgée de 32 ans, ayant présenté des symptômes de chlorose (règles fréquentes et abondantes, anorexie, etc.), fut prise le 18 janvier 1826, à 11 heures du soir, de coliques dans tout le ventre. Tous les liquides absorbés furent vomis ; à 5 heures du matin, il y eut un peu de calme et la malade dormit plusieurs heures. Elle fut réveillée par le retour des coliques, le froid des extrémités inférieures, le hoquet et des sueurs froides.

A 10 heures du matin, en arrivant près de la malade, je la trouvai ainsi : face décolorée, traits décomposés, pupilles très dilatées ; mains et pieds couverts de sueurs froides. Ventre tendu, ballonné, brûlant, très sensible au toucher surtout à l'hypogastre ; il y avait des vomissements de mucosités avec défaillance. Pouls petit, concentré, filiforme, devenant irrégulier pendant les douleurs.

Je recommandai l'application de 40 sangsues.

Le soir, j'appris que les sangsues n'avaient pas coulé, et je trouvai la malade plus calme, se disant mieux. Le pouls avait disparu ; les pieds, les jambes et les cuisses étaient glacés. La malade mourut à deux heures du matin.

Autopsie. — A l'ouverture de l'abdomen, il s'écoula à peu près trois pintes de sang noir. Le péritoine, l'estomac et l'intestin étaient sains. N'ayant pas trouvé de gros vaisseaux rompus, je voulus rechercher la matrice ; pour parvenir jusqu'à elle, je traversai un corps mollasse que je reconnus pour un caillot assez ferme, de la grosseur des deux poings. La matrice et l'ovaire droit étaient normaux. Il n'en était pas de même de l'ovaire gauche, qui avait acquis le volume d'un gros œuf de poule, était noir, enflammé et présentait une scissure profonde de laquelle sortait par la pression un sang noir, analogue à celui qui était épanché dans l'abdomen. Le tissu parenchymateux de cet ovaire ressemblait parfaitement à celui de la rate d'un individu mort du scorbut. (*Drecq*, de Moulins. Journal universel des sciences médicales, 1826, tome XLII, p. 361.)

Observation VII. — Femme de 32 à 35 ans, couturière, non mariée, mais ayant eu des enfants : n'a plus eu ses règles depuis treize à quatorze semaines ; prise trois ou quatre jours avant son entrée à l'hôpital, de fortes douleurs dans le bas-ventre, de faiblesses répétées et d'autres symptômes assez graves qui la forcent à entrer au service du Dr L...

On constate, par le toucher vaginal, l'existence d'une tumeur très tendue, dure, occupant le cul-de-sac postérieur du vagin et refoulant la portion vaginale de l'utérus, tout à fait en haut et en avant derrière la symphyse. Se fondant sur le résultat du toucher et sur l'état d'anémie générale, on diagnostique une hématocèle recto-utérine. — Au bout de peu de jours (je crois me rappeler, environ huit à neuf jours après le début des accidents), la mort survint, sans symptômes véritables de péritonite aiguë et plutôt par anémie.

Autopsie : douze heures après la mort. — Personne assez bien développée, assez grasse, excessivement pâle. Vergetures sur la face interne des cuisses, abdomen tendu, météorisé dans sa partie supérieure, au-dessus de l'ombilic ; au-dessous, au contraire, donnant un son mat à la percussion.

A l'ouverture de l'abdomen, on constate que le côlon transverse et les dernières anses de l'intestin grêle sont fortement distendus par des gaz, mais le revêtement péritonéal est lisse ; pas d'*exsudat fibrineux ou purulent*. Entre les anses intestinales, on recueille une trentaine de grammes d'un liquide brun rouge sanguin. Dans les parties déclives, le péritoine a pris une coloration ardoisée et est recouvert d'un sang épais, en très minces couches et présentant des cristaux pigmentaires.

Toute la cavité du petit bassin est remplie par une tumeur très tendue, dure, qui, en avant, recouvre complètement la vessie, vide et refoulée derrière la symphyse, et, en arrière, va rejoindre l'S iliaque et la paroi postérieure du bassin. Cette tumeur s'élève de plusieurs travers de doigt au-dessus du pubis dans la cavité abdominale.

On ne trouve, au premier examen, pas trace de l'utérus ou de ses annexes.

La tumeur est, du reste, si solide que l'on parvient à détacher toutes les parties molles du bassin sans la rompre.

On constate alors que la vessie et le rectum sont intacts, ce dernier vide, tandis que le côlon descendant est rempli de matières.

L'utérus est augmenté de volume, allongé dans ses deux parties ; la cavité de l'utérus présente une muqueuse lisse, assez pâle ; pas de véritable caduque.

Entre l'utérus et le rectum se trouve la tumeur précitée ; elle est limitée latéralement par des replis membraneux, probablement les ligaments recto-utérins, et est entièrement close en haut par un diaphragme membraneux de nouvelle formation, que l'on est forcé d'inciser ; on tombe alors dans une vaste poche, remplie par du sang coagulé, brunâtre (1,500 grammes), que l'on peut, en quelque sorte, décortiquer et enlever en un seul bloc. Après avoir gratté les dépôts fibrineux de la paroi de ce sac, on constate sur la face postérieure une tumeur grosse comme un œuf de poule, insérée à peu près au niveau de l'S iliaque, vers la gauche. On ne découvre encore aucun ligament, rien qui rattache cette tumeur directement à l'utérus. Cette tumeur a une surface lisse, dans laquelle on distingue de grosses veines ; vers son bord droit, cette tumeur présente une véritable déchirure de sa substance ; et c'est évidemment ici le point de départ de l'hémorrhagie. On incise cette tumeur sur son milieu, couche par couche, et on tombe ainsi dans une poche à parois lisses, remplie par un liquide clair et dans laquelle on distingue un embyron déjà muni d'un cordon ombilical, et que l'on peut estimer âgé de six à sept semaines (cœur non encore recouvert, membres à peine formés, etc.). Cet embyron est dans un état de macération considérable. Sa mort paraît donc antérieure de quelques semaines à l'accident ultérieur. Reste à déterminer la nature de cette grossesse extra-utérine.

On parvient avec beaucoup de peine à découvrir la trompe

gauche : cette trompe est intacte sur une longueur de huit à dix centimètres, puis se dilate et concourt à former le sac embryonnaire ; l'extrémité abdominale de cette trompe gauche est oblitérée et remplacée par un kyste du volume d'une grosse noix (*hydrops tubœ*). L'ovaire gauche est perdu dans d'*anciennes* adhérences péritoniques, mais encore reconnaissable à la présence de plusieurs corps jaunes.

De même la trompe droite et l'ovaire de ce côté ne se laissent que difficilement retrouver et sont perdus dans des cordons fibreux très denses et évidemment anciens.

On constate également la présence d'anciens *tractus fibreux* allant entre l'S iliaque, l'utérus et les parois pelviennes, et dont la solidité contraste clairement avec la fragilité et la friabilité des dépôts fibrineux qui tapissent la paroi interne du sac ainsi formé.

Broncho-pneumonie à la base de chaque poumon.

(Extraite de la thèse de PONCET.)

OBSERVATION VIII. — Une femme de 20 ans, reçue à l'hôpital de Guy, à Londres, présentait des symptômes qu'on ne savait à quoi rapporter, quoiqu'on vît bien qu'ils ne dépendaient de la désorganisation d'aucun viscère de la poitrine et de l'abdomen. La maladie datait de six mois, elle avait pris depuis trois semaines un caractère plus violent. Le symptôme le plus constant était une évacuation fréquente d'une substance coagulée, brune. Il y avait aussi de la dyspnée, et assez souvent une insensibilité de l'abdomen. La malade mourut dix-sept jours après son entrée à l'hôpital. A l'autopsie, on trouva dans l'abdomen *de nombreuses adhérences* qu'on reconnaissait pour être plus ou moins anciennes les unes que les autres. Dans le côté gauche de la région inférieure de cette cavité, les adhérences étaient *si nombreuses et si étendues* qu'elles circonscrivaient une *cavité complète* entre la courbure iliaque du côlon, le rectum, la vessie et les parois antérieures et latérales de l'abdomen, cavité dans laquelle se trouvait un fœtus bien conformé, d'environ trois mois, avec son placenta. Cette cavité communiquait par deux ouvertures avec le rectum et la courbure iliaque du côlon. L'utérus était sain et sans vestige d'épichorion; l'une des trompes formait un sac à parois minces, déchirées et affaissées sur elles-mêmes, traces évidentes du séjour dans lequel s'était antérieurement développé le fœtus. (Observation extraite du Journal des Connaissances médico-chirurgicales, t. V, p. 6 : Des grossesses extra-utérines par Dezeimeris; indiquée comme provenant de *Bright*. (Froriep's notizen aus dem Gebiete der natur und Heilkunde, t. XXIV et Kleinert's repertorium, avril 1830, p. 94.)

Observation IX. — « Chaque trompe est dilatée par un liquide épais, brunâtre, en grande partie formé par du sang. A droite, l'extrémité dilatée de la trompe se termine dans une masse sanguine jaunâtre, du volume d'un œuf, qui occupe la partie postérieure et latérale de l'utérus; à gauche, il n'y a point de tumeur en dehors de la trompe dilatée.

« Les ovaires sont assez volumineux, mais on ne trouve point d'épanchement sanguin à leur intérieur. » (*Gazette des hôpitaux*, 1855, p. 260. Th. de Seuvre.)

Observation X. — Bonne santé habituelle. A 28 ans, métrorrhagie continuelle, augmentant d'intensité à chaque époque menstruelle. A la suite d'une émotion morale, douleurs vives dans le ventre, lipothymies, météorisme. Mort au milieu des phénomènes généraux d'une hémorrhagie interne, sans aucun écoulement sanguin extérieur.

A l'*autopsie*. Épanchement de sang dans l'abdomen ; tous les organes sains, excepté la trompe gauche, qui présente une tumeur contenant des caillots sanguins, et du volume d'un œuf de pigeon, où existe une déchirure ayant donné lieu à l'hémorrhagie. L'orifice utérin de la trompe est fermé par une petite tumeur fibreuse. (Fauvel, *Bull. de la Soc. anat.*, XXXe année, 1855, p. 395. Th. de Seuvre.)

Observation XI. — D..., âgée de 37 ans. A 24 ans, accouchement laborieux ; depuis, symptômes pénibles à l'approche des règles. En décembre 1872, au moment d'une époque, sans cause appréciable, douleurs hypogastriques, pâleur, perte des forces, mais pas de syncope. Les pertes sont moins copieuses que les mois précédents, et le sang qui s'écoule est *moins naturel* (*sic*).

Cet état persiste pendant un mois, et le 8 janvier, D... entre à l'hôpital. Pâleur ; pas de fièvre ; aucun frisson ; marche possible, mais station debout pénible ; élancements douloureux vers la cuisse et vers le rein droit.

Par le palper abdominal, on sent vers la fosse iliaque droite une *tumeur* du volume d'un marron, ferme, arrondie, peu mobile ; la pression réveille une douleur vive. Col de l'utérus porté à gauche ; rien dans les culs-de-sac du vagin. Par l'ouverture du col suinte un peu de *sang brunâtre et poisseux*, ayant les caractères du sang qui se trouve dans les poches hématiques anciennes.

Pendant quelques jours, les pertes se suspendent pour reparaître le 20 janvier. La pâleur et la faiblesse sont plus marquées ; saillie molle, dépressible dans le cul-de-sac postérieur ; le toucher rectal permet de sentir une tumeur rétro-utérine. En déprimant la paroi abdominale, on aperçoit un empâtement profond.

30 janvier. Symptômes de péritonite.

Le 3. La malade succombe.

Autopsie. — Péritonite adhésive généralisée ; entre les circonvolutions intestinales quelques caillots mous. Entre l'S iliaque et le cæcum, masse de sang à demi-coagulé qui plonge vers le bassin et se continue avec des caillots péri-utérins.

Dans le cul-de-sac recto-utérin et à droite, vers le pli de Douglas, le péritoine est rompu. Le tissu cellulaire du petit bassin, celui du ligament large droite, est rempli de caillots sanguins, mous et friables.

Dans l'épaisseur de ce ligament, une masse ferme, arrondie,

de la forme et du volume d'un gros œuf de poule, soulève le péritoine et fait relief au-dessus du niveau du fond de l'utérus : c'est la *trompe droite dilatée, remplie par un caillot*. Cette trompe, après un trajet de 3 centimètres, aboutit à une sorte d'entonnoir : en ce point, aucune rupture de ses tuniques, dilatation pure et simple de son canal. C'est dans cette loge, placée à la partie supérieure du ligament large droit qu'était fixée la *masse hématique*, ferme et résistante qui, perçue pendant la vie à l'aide du palper abdominal, avait fait tout d'abord penser à un corps fibreux.

Cette masse, enlevée facilement en totalité, offre un aspect extérieur lisse, luisant : elle est enveloppée par une pellicule transparente, brisée en un point, là où la masse se continue avec les caillots plus récents, infiltrés dans le tissu cellulaire du petit bassin. Incisée, elle offre des couches plus fermes et moins foncées vers le centre ; et au centre même, il existe un noyau grisâtre, constitué essentiellement par de la fibrine.

L'ovaire droit, refoulé à la base du ligament large, fut difficilement retrouvé ; on ne le reconnut que par quelques vestiges plongés dans une masse gélatineuse. L'ovaire gauche est atrophié. A l'origine de chaque trompe, abcès déformant, et rétrécissant le conduit. Les vaisseaux des ligaments larges ne sont pas variqueux. (Publiée dans le *Progrès médical*, 18 avril 1874.)

CONCLUSIONS

I. — Il convient de diviser en deux classes l'affection dite hématocèle péri-utérine : la première, intra-péritonéale, a son siège dans le cul-de-sac de Douglas ; la seconde, extra-péritonéale, occupe le tissu cellulaire sous-séreux et, comme elle l'envahit dans une étendue plus ou moins considérable, se présente sous des formes différentes.

II. — L'hématocèle intra-péritonéale comprend deux variétés : l'une dont le domaine semble se restreindre de plus en plus, est consécutive à l'inflammation subaiguë ou chronique du péritoine (pachy-péritonite hémorrhagique) ; son histoire se confond avec celle de toutes les phlegmasies hémorrhagipares des séreuses ; l'autre est spontanée (hématocèle spontanée) et se produit dans un péritoine sain. C'est la seule qui soit traitée spécialement dans ce travail.

III. — Des différentes théories émises pour expliquer la genèse de cette affection, trois seulement nous paraissent pouvoir être acceptées : la théorie du reflux du sang utérin dans le cul-de-sac de Douglas, la théorie de l'hémorrhagie tubaire, et celle de la rupture dans le péritoine d'une trompe malade, sans parler, ce qui est un fait aujourd'hui universellement accepté, des grossesses extra-utérines rompues dans la cavité abdominale.

IV. — L'épanchement sanguin de l'hématocèle spontanée peut subir trois évolutions différentes : 1° Se résorber rapidement sans irriter le péritoine et sans s'enkyster ; 2° déterminer une légère inflammation de la séreuse et s'entourer de fausses membranes qui l'enkystent ; 3° suppurer.

Cette marche différente dépend exclusivement de ce fait, que l'épanchement peut être ou non infecté par les micro-organismes du vagin et de l'utérus.

V. — L'évolution clinique de l'hématocèle répond absolument au sort anatomique de coagulum : il y a donc plusieurs sortes d'hématocèles : *l'hématocèle cataclysmique* (promptement mortelle) ; *l'hématocèle simple* (rapidement guérie et sans gravité) ; *l'hématocèle enkystée* (plus longue et laissant des traces dans le bassin, sous forme d'adhérences, de troubles ovulo-menstruels, etc.) ; *l'hématocèle suppurée* (grave par le danger immédiat où elle place les malades et par ses suites).

VI. — Le pronostic et la marche de l'hématocèle dépendant de l'infection de l'épanchement par la voie vagino-utérine, il faut : prévenir cette infection, l'arrêter si elle a commencé, ouvrir largement le foyer et le nettoyer, si on n'a pu triompher de la contamination.

VII. — L'antisepsie du vagin et de l'utérus répondent aux deux premières indications : la laparotomie sous-péritonéale (méthode d'Hegar et de Pozzi) et l'ouverture intra-vaginale répondent à la seconde. L'incision vaginale nous semble plus sûre, plus facile et moins dangereuse : nous la préférons donc. Elle nécessite de grandes précautions antiseptiques.

TABLE DES MATIÈRES

IMPRIMERIE LEMALE ET Cie, HAVRE

BAUDOUIN (Georges), ancien interne des hôpitaux. — **Contribution à l'étude des syphilis graves précoces, formes, fréquence, étiologie, pronostic.** Prix.. 6 fr.

BESANÇON, ancien interne des hôpitaux. — **D'une néphrite liée à l'aplasie artérielle,** avec une planche en couleurs. Prix.............. 3 fr. 50

CARLIER, ancien interne des hôpitaux. — **Le doigt à ressort.** Prix. 6 fr.

COURTADE (Denis), ancien interne des hôpitaux. — **Contribution à l'étude thérapeutique de la digitale dans les affections du cœur.** Prix.. 4 fr. 50

DESPAIGNE, ancien interne des hôpitaux. — **Etude sur la paralysie faciale périphérique.** Prix.. 3 fr. 50

GAUME, ancien interne des hôpitaux. — **Contribution à l'étude du foie brightique.** Prix.. 2 fr. 50

GIBOTTEAU, ancien interne des hôpitaux. — **Développement des fonctions cérébrales et paralysies d'origine cérébrale chez les enfants.** Prix.. 4 fr.

GILLET, ancien interne des hôpitaux. — **De l'embryocardie ou rythme fœtal des bruits du cœur.** Prix.. 2 fr. 50

GUINON (L.), ancien interne lauréat des hôpitaux. — **De quelques troubles urinaires de l'enfance (névroses urinaires de l'enfance).** Prix.. 4 fr.

HAMON, ancien interne des hôpitaux. — **Contribution à l'étude de la congestion pulmonaire idiopathique chez les enfants.** Prix. 2 fr. 50

HILLEMAND, ancien interne des hôpitaux. — **De la spécificité cellulaire chez l'homme.** Prix.. 3 fr. 50

KLIPPEL, ancien interne des hôpitaux. — **Des amyotrophies dans les maladies générales chroniques et de leurs relations avec les lésions des nerfs périphériques.** — Prix........................ 6 fr.

LAFFITTE, ancien interne des hôpitaux. — **Essai sur le mal de Bright et les néphrites** Prix.. 3 fr. 50

LESAGE, ancien interne des hôpitaux. — **Etude clinique sur le choléra infantile.** Avec 7 tableaux tracés par M. le Dr Ollivier (médecin des Enfants Malades). Prix.. 3 fr. 50

LEUDET, ancien interne des hôpitaux. — **Essai sur le rétrécissement tricuspidien.** Avec 2 planches en chromolithographie. Prix......... 6 fr.

LOSTALOT-BACHOUÉ, ancien interne des hôpitaux. — **Troubles viscéraux consécutifs à l'affaiblissement du plancher pelvien chez la femme.** Prix.. 2 fr. 50

MARTHA, ancien interne des hôpitaux. — **Étude clinique sur la paralysie agitante, attaques vertigineuses, apoplectiformes et épileptiformes.** Prix.. 3 fr.

PARELLE, ancien interne des hôpitaux. — **De la pseudo paralysie générale saturnine.** Prix.. 3 fr.

REGNAULT, ancien interne des hôpitaux. — **Des altérations crâniennes dans le rachitisme.** Prix.. 2 fr. 50

WIDAL, ancien interne des hôpitaux. Médaille d'or. — **Étude sur l'infection puerpérale, la plegmatia alba dolens et l'érysipèle.** Avec 4 planches en chromolithographie. Prix.. 8 fr.

WURTZ, ancien interne des hôpitaux. — **Les leucomaïnes du sang normal.** Prix.. 2 fr. 50

IMPRIMERIE LEMALE ET Cie, HAVRE

www.ingramcontent.com/pod-product-compliance
Ingram Content Group UK Ltd.
Pitfield, Milton Keynes, MK11 3LW, UK
UKHW020309220726
13923UKWH00003B/1046

9 782329 123295